U0341098

高原养生与保健

伊 道 编著

中医古籍出版社

图书在版编目（CIP）数据

高原养生与保健/伊道编著. – 北京：中医古籍出版社，
2013.12

ISBN 978 – 7 – 5152 – 0485 – 7

Ⅰ.①高… Ⅱ.①伊… Ⅲ.①高原 – 养生(中医) – 基本知识
②高原 – 保健 – 基本知识 Ⅳ.①R212②R188

中国版本图书馆 CIP 数据核字（2013）第 277602 号

高原养生与保健

伊 道 编著
———————

责任编辑 徐小鹏
封面设计 韩博玥
出版发行 中医古籍出版社
社 址 北京东直门内南小街 16 号（100700）
印 刷 北京金信诺印刷有限公司
开 本 850mm×1168mm 1/32
印 张 5.75
字 数 93 千字
版 次 2013 年 12 月第 1 版 2013 年 12 月第 1 次印刷
印 数 0001~3000 册
ISBN 978 – 7 – 5152 – 0485 – 7
定 价 11.00 元

前　言

　　21 世纪是一个人们追求健康、追求美好生活、追求幸福的时代，人类将追求心理、生理、社会、环境的完全健康。在尽情享受现代文明成果的时候，"文明病"及"生活方式病"正日益流行。冠心病、糖尿病、肥胖症、癌症等疾病严重威胁着人们的健康与生命。

　　编者运用、综合区内外的最新研究成果，并根据现代人的身体和心理状况编辑了本书。主要内容有高原地理环境对人体的影响及人体的适应过程，高原环境人体营养特点和应对措施，高原病及高原常见病保健知识，高原健康指南和高原旅游注意事项等，具有较强的科学性、系统性、可操作性和实用性，旨在为广大爱好高原养生保健和高原地区旅游者提供较好的读本，希望能起到抛砖引玉的作用。

编者　伊道

2013 年 5 月 8 日

作者简介

伊道，出生于 1953 年 3 月。1977 年毕业于重庆医学院医疗系；1985 年到黑龙江农垦总局医院进修；1988 年 9 月至 1991 年 7 月在中山医科大学孙逸仙纪念医院接受高级医师培训。现任林芝地区人民医院内科主任、副主任医师；西藏自治区公共卫生突发事件专家组专家；西藏消化学会常务理事；林芝地区行政学校客座教授。2005 获全国优秀科技工作者称号。长期从事内科、急诊临床工作，有丰富的经验。公开发表论文 10 余篇，著有《高原内科诊疗学》一书。

目　　录

第一章　西藏高原地理环境对人体的影响

地理环境

西藏地处祖国西南边陲，总面积 120 多万平方公里，占国土面积的八分之一。地处北纬 26 度 50 分至 36 度 53 分、东经 78 度 25 分至 90 度 06 分之间。北与新疆维吾尔自治区和青海省毗邻，东与四川省相望，东南与云南省相连，是西南、西北的天然屏障；与尼泊尔、锡金、不丹、印度、缅甸五国和克什米尔地区接壤。陆地国界线长 4000 多公里，是通往南亚的门户。西藏为喜马拉雅山脉、昆仑山脉和唐古拉山脉所环抱，平均海拔 4000 米以上，被称为"世界屋脊"。是世界上最大、最高的高原，青藏高原的主体，地形复杂多样，主要分为四个地带；一是藏北高原，位于昆仑山脉、唐古拉山脉和冈底斯念青唐古拉山脉之间；二是藏南谷底，在雅鲁藏布江及其支流流经的地方，其中包括世界上最大的峡谷——雅鲁藏布江大峡谷。三是藏东高山峡谷，即藏东南横断山脉，三江流域地区。四是喜马拉雅山地区，其中包括世界第一高峰——珠穆朗玛峰。由于地理条件的不同，藏南谷地和藏北高原气候差异很大，藏南温和多雨，年均气温 8 摄氏度，最低零下 16 摄氏度，最高 7 月为 16 摄氏度以上，5～9 月雨季。藏北为大陆性气候，年均气温零摄氏度以下，冰冻期半年，5～10 月最长。总体上是西北严寒，东南暖湿，由东南向西北带状更替。此外有多种多样的区域气候及明显的垂直气候带。

高原地理环境对人体的影响

高原有特殊的自然环境，其特点是低压、低氧、气候干燥寒冷、风速大、太阳辐射和紫外线照射量明显增大。研究人员发现，高原缺氧对人体感觉机能影响出现较早，其中视觉对缺氧最为敏感。在海拔 4300 米以上高度时，夜间视力明显受损，并且这种损害不会因机体的代偿反应或降低海拔高度而有所改善。人体的听觉机能也会随着海拔的增加而受到影响。大约在海拔 5000 米左右，人的高频范围听力下降；5000～6000 米，人的中频和低频范围听力显著减退，而且听觉的定向力也受到了明显的影响，这可能也是高原环境条件下容易发生事故的重要原因。此外人体的触觉和痛觉等也会在严重缺氧时逐渐变得迟钝，在极端高度时还可能出现错觉和幻觉。

在记忆力方面，由于记忆对缺氧极为敏感，在海拔1800米~2400米时，人的记忆力便开始受到影响。5000米左右时出现记忆力薄弱，此时已不能同时记住两件事情了。以后随着海拔的升高，缺氧程度的加重，会表现出不同程度的记忆损害，从记忆的下降到完全丧失记忆能力。缺氧主要影响短时记忆，一般不影响长时记忆。急性高原缺氧将严重影响人的思维能力。海拔1500米时，人的思维能力开始受到损害，表现为新近学会的复杂智力活动能力受到影响；3000米时各方面的思维能力全面下降，其中判断力下降最为明显；4000米时书写字迹拙劣、造句生硬、语法错误；超过7000米时，有相当一部分人可在无明显症状的情况下突然出现意识丧失。

研究人员认为缺氧对思维能力影响的危险在于，主观感觉与客观损害相矛盾。如缺氧已导致个体思维能力显著损害，但自己却往往意识不到，做错了事也不会察觉，还自以为思维和工作能力"正常"。此外，急性高原缺氧时还会使人的注意力明显减退，在海拔5000米以上时，注意力难以集中，不能像平时那样集中精力专心做好一件事。而且，随着海拔的升高，缺氧程度的加重，思维的范围越来越窄。研究人员指出，高原的特殊环境特点对机体的生理心理活动影响是明显的。对抗缺氧最好办法是供氧，如对初次进入高原的人配备简易的便携式供氧装置，这样有助于将缺氧所致的认知功能不足等风险降低到最小程度。人对缺氧有一个适应过程，一般需要 1~3 个月的时间，因此在首次进入高原之前，最好有计划地、间歇地暴露于不同程度的环境中，使机体有足够的时间对环境变化进行代偿，以此减轻和消除由于缺氧所引起的各种症状。高原的环境特点确实非同凡响。对此，人体并不是被动应付，而要根据环境作出相应的调整。对短期的旅游者而言，调整是暂时的，而千百年来一直生活在高原上的人们，则早已形成了适应性变化。让我们看看在高原地区，人们的体内将经受哪些变化。

1. 血液系统

进入高原 2 小时时，由于缺少氧气，机体开始产生过多的红细胞以适应缺氧环境，血红蛋白每周升高 1.1 克，约 6 周后，机体血红蛋白将升高至原有水平的 1.4 倍，即 20 克左右。这种高血红蛋白症的现象在高原地区很常见，但回到低海拔地区后，高血红蛋白症会逐渐回到原来的水平，并在继续下降 3 周后出现轻度贫血。随后血红蛋白水平还会上升至正常。因此，从高原回到低海拔地区后的 1 个月左右，不宜重返高原，否则，处于贫血状态下的人体更容易得高原病。

2. 呼吸系统

由于氧气压力较低，人体会因缺氧而过度换气、通气。在海平面安静状态下，人体每分钟需要 250 毫升氧气，也即需吸入 5 升的空气在肺内进行气体交换。而在海拔 3000 米的高度，人体必须吸入 7.5 升的空气，才能满足身体对氧气的需要。此时，人们会感到呼吸急促，如果加上运动，就更有气不够用的感觉。不过，在高原上居住有利于慢性支气管哮喘的控制，这与治疗支气管哮喘低压氧舱原理相似，相当于 2000~2500 米高度地区的压力。高原四季分明，湿度低，空气中臭氧含量高，太阳光辐射强度高，这些都有利于哮喘病人的康复。

3. 循环系统

由于缺氧，旅游者一般的情绪兴奋和轻微运动都会使心跳加速。初到高原，人体的晨脉（清晨初醒时的脉搏）较海平面水平高 20% 左右。10 天后，晨脉应降至原来水平。所以，通过测量晨脉的变化程度和恢复到原有水平的时间，可以判断人体对高原的适应能力。

4. 消化系统

高原低氧地区饮酒者脂肪肝的发生率高于平原地区

饮酒者，且以Ⅲ级脂肪肝的发生率最高。胰腺对缺氧较为敏感，缺氧易导致胰腺腺泡细胞损伤和死亡。缺氧缺血所致胃黏膜上皮细胞死亡可分为细胞死亡和细胞凋亡两种。轻度缺血缺氧诱发细胞凋亡，重度则以细胞坏死为主。

5. 免疫系统

在高原环境，担当免疫重任的 T 淋巴细胞会受到损害，使机体非常容易遭受细菌感染。

6. 生殖系统

男性在海拔 4300 米高度时，精子的数量和活动能力明显减少，而且异常形态的精子增加。但不用担心，这只是暂时的，回到低海拔地区，这种现象可以逐渐恢复正常。女性在海拔 4300 米高度时，痛经和月经失调发病率增加。自发性流产、早产及先天性畸形非常常见，这也是雪域高原人口出生率低的原因之一。当然，这些情况对旅游者不是问题。

7. 神经系统

中枢神经系统特别是大脑对缺氧极为敏感。在轻度缺氧时，整个神经系统兴奋性增强，如情绪紧张、易激动、欣快感等，继而出现头痛、头昏失眠、健忘等。如进入较高海拔由兴奋转入抑制，表现为嗜睡、神志淡漠、反应迟钝。少数重者意志丧失甚至昏迷，若转入低地后又恢复正常。神经系统的表现轻重常与本人心理状态和精神情绪有密切关系。如对高原有恐惧心理，缺乏思想准备和战胜高原决心的人，反应就多一些。相反，在进藏途中一路歌声一路笑，精神愉快者出现反应就较少，但适应一段时间以后均能有所恢复。

藏医药学早在一千多年前就对高原病有了初步的认识和记载，是高原医学的重要组成部分。藏医学在医学典籍中记载有"多血症"的名词和诊疗方法及药物。藏医是根据高原病患者的类型、年龄、所处地域、饮食起居习俗、病症特点、病程等变化进行治疗的，采取饮食起居的调整、药物治疗、放血疗法和其他疗法治疗高原病。如今，传统藏药"然纳桑培"，"二十五味珍珠丸"，"二十五味沉香丸"等预防和治疗高原反应。

高原藏民族饮食习俗

藏民族有自己独特的食品结构和饮食习惯。酥油，茶叶，糌粑，牛羊肉，被称为西藏饮食的"四宝"，还有青稞酒和各式奶制品。酥油是从牛奶、羊奶中提炼出来的。西藏提炼酥油的方法很简单，将奶汁稍微加温，然后倒入木桶内，来回上百次的抽打，直搅得油水分离，之后，把浮在上面的淡黄色的脂肪质舀起来装进皮口袋，冷却之后便成了酥油。酥油有很高的营养价值，不同的酥油有不同的功效。犏牛酥油能调理身体，黄牛、山羊酥油则凉息风热，牦牛、绵羊酥油性热，能祛风寒。适合人群：一般人均可食用，较适合缺乏维生素的人和儿童食用。冠心病、高血压、糖尿病、动脉硬化患者忌食。孕妇和肥胖者尽量少食或不食。100 克酥油的营养成分：热量 860 千卡，蛋白质 1.5 克，脂肪 94.4克，碳水化合物 1.1 克，钾 188 毫克，钠 73 毫克，钙128 毫克，镁 2 毫克，锌 0.12 毫克，铜 0.18 毫克，磷 9毫克。酥油有许多种吃法，但主要用于制作酥油茶。

　　茶叶深受藏族人民的喜爱，有"酷爱饮茶的民族"一说。雨儿离不开水，藏胞离不开茶，就是藏民族与茶不可分离的渊源的真实写照，更表明了饮茶在藏胞生活中的特殊地位。茶在西藏被加工成许多品种，最常见的有酥油茶、甜茶和清茶。在世界屋脊上，无论您饥肠辘辘，还是精疲力竭，只要喝上一碗酥油茶，就会浑身增添力量，顷刻间变得精力充沛，干劲倍增，尤其在那狂风怒吼，滴水成冰的大冬天，喝上几杯酥油茶，便觉得全身温暖无比，再冷的日子也能熬过。当您从海拔低的地方登上高原后，常常被那利刃般的寒风刮得肌肤绽开，脸皮皲裂，或许还会被严重的缺氧折磨得头晕、气急、心慌和呕吐，每逢此时，藏族同胞会劝您喝上几杯酥油茶，一切不良反应就会逐渐消失。可见，酥油茶的奇妙之处。

糌粑是藏族的重要食品，制作很简单，将青稞（大麦类，有白色和黑色两种）晒干炒熟，磨成面，这便成了糌粑了。食用时，将糌粑放入碗中，再放入少许的酥油茶，用大拇指扣住碗沿，其余四指不停地转动，将酥油与糌粑拌匀捏成小团而食。早在上世纪 80 年代末，美国科学家发现青稞中的 β - 葡聚糖具有降血脂、降胆固醇和预防心血管疾病的作用。后来，β - 葡聚糖的调节血糖，提高免疫力，抗肿瘤的作用陆续被发现，引起了全世界的广泛关注。专家认为，过去一直默默无闻的青稞将有望成为全球最有价值的麦类作物之一。

牦牛肉被誉为"牛肉之冠"，属半野生天然绿色食品，并富含蛋白质，胡萝卜素，维生素，钙，磷等微量元素，且氨基酸的含量结构比例与人体非常相近。所以对增强抗病力提高细胞活力和器官功能均有显著作用。牦牛肉以富含蛋白质和低脂肪而闻名，是国际市场上稀少的高级肉类，它以名、优、稀等特征征服了世界各地的消费者，牦牛肉极高的营养价值是其他牛肉所无法比拟的。牦牛受其地区地理、气候、文化、科学技术、社会经济和生产发展水平的限制，自然选择作用大于人工选择作用。近代畜牧科学技术未能广泛引进推广引用，因此牦牛属于原始闭锁的牛种，是人类还没有完全驯化的半野生动物。

第二章　高原习服

高原环境影响人体的主要因素是低氧。随着海拔高度的升高，大气压逐渐降低，大气中的氧分压也随之降低。因此，海拔高度越高，人体吸入氧气和肺泡气中的氧分压越低，肺内的气体交换以及氧在血液和组织间的运输都将受到影响。平原人进入高原或高原人进入更高海拔高度高原后，因低氧等因素刺激机体产生一系列可逆的、非遗传的代偿适应性变化，从而在高原低氧环境中具有较好工作和生活能力的过程称为习服。

一、影响高原习服的主要因素

个体因素　机体对高原的习服能力存在明显的个体差异。一些对缺氧特别敏感的人，完全可以在低于海拔3000 米的高度出现高原反应，甚至发生高原病。但一般来讲，体力充沛、爱好运动的青壮年对高原低氧的抵抗能力较强。

海拔高度　海拔越高缺氧越重，因此海拔高度是影响习服的首要因素。海拔越高，机体的适应能力越差。一般认为，人类可适应的海拔高度约为 4500～5200 米，超过海拔 5300 米，长期生活就很困难。

在高原的居留时间　对高原的习服时间也主要取决于海拔高度，海拔越高需要的时间越长。

气候　高原地区气候恶劣，特别是寒冷使外周血管收缩，机体耗氧量增加，诱发或加重高原病，降低机体的习服能力，注意防寒保暖能增强机体对高原的习服能力。

机体状况　在同一个海拔高度时，凡能加重心、肺负荷或增大机体耗氧量的因素，均可降低机体对高原的习服能力，反之则可促进机体对高原的习服。心、肺等重要器官有疾病的人不宜进入高原。

精神心理因素　初次进入高原者，由于对高原环境特点不了解，加上自然条件的直接影响，产生紧张、恐惧等情绪常可以促进高原病的发生。故进入高原前，要进行有针对性的健康教育，使人们正确认识高原，消除紧张、恐惧情绪将有助于提高机体对高原的习服能力。

登高速度　进入高原的速度越快，习服越差，如急剧登高海拔 4000 米以上地区，机体不可避免地要出现高原不适症状，高原肺水肿的发生率也高。如乘飞机进入高原，到达高原后 1 周内应减少活动，避免剧烈运动或重体力劳动，以免身体过度疲劳和耗氧量过大而诱发高原病。

劳动强度　平原人在高原的劳动能力均有不同程度的下降，劳动强度过大常可诱发高原病的发生。因此，进入高原后的适应性锻炼应循序渐进，持之以恒，注意劳逸结合。在高原上的劳动量及劳动时间应适当控制，并应延长睡眠时间。

营养状况　营养状况对高原习服也有重要作用。应以高糖、高蛋白、低脂肪饮食为主，适当补充多种维生素，以提高对高原的习服能力。

二、高原习服的主要措施和方法

阶梯习服　为了加快高原习服过程的建立，最好先在较低的高原上居留一定时期，使机体对较低海拔有一定的习服后，再上达中等高度地区并停留一段时间，最后到达预定高度。有人观察乘飞机（1 小时）和乘车（4 天）进入高原的生理反应，结果发现乘车组在海拔3500 米高度逗留 3 天生理反应即已稳定，而乘飞机组需要 5 天才能稳定。阶梯习服的原则已被广大的高原医学工作者所接受，并广泛应用于登山运动员的训练和实际的登山活动中。

适应性运动锻炼　对低氧环境的适应性锻炼是预防

急性高原病、促进缺氧习服适应的有效可靠措施。这是国内外所公认的。尽管在平原坚持经常性大运动量、耐力性体格锻炼，确有提高机体对高原环境习服能力的作用。但如在进入高原的过程中，结合阶梯习服，特别是组织好在海拔 2000～2500 米地区的适应性体格锻炼，则习服效果更为明显。阶梯习服结合中等海拔高度的适应性锻炼已经是各国登山运动中经常采用的措施。

　　气功和深呼吸运动法　　有研究表明，进入高原前和进入高原后坚持做深呼吸运动及呼吸操锻炼和启元气功也能加速对高原的习服。深慢呼吸能增加肺通气量。每日可进行 3～5 次，每次 10 分钟。

　　预缺氧　　机体对高原环境虽具有强大的习服适应能力，但这种能力显然是有一定限度的。当达到一定高度后，必然导致机体产生不可逆性损伤。研究表明，机体对缺氧的习服适应能力可以通过预缺氧的方式得到加强。预缺氧是指机体经短暂时间的缺氧后，对后续的更长时间或更严重缺氧性损伤具有强大的抵御和保护效应。1960 年，我国登山运动员为征服珠峰采取了四个战役，这四个战役的实施可能就与预缺氧增强机体缺氧耐力，促进高原习服有关。第一战役从登山大本营（海拔5100 米）出发，到达海拔 6400 米后，返回大本营休息；第二战役从大本营通过珠峰大门——北呦海拔 7600 米高度，再返回大本营休息；第三战役从大本营上达海拔

8300 米，再返回大本营休息；第四战役是主力队员从大本营出发，直抵海拔 8500 米，在此建立突击营地，然后从突击营地出发，直至登上珠穆朗玛峰。在前三个战役中，通过预习服的方式，使队员产生预缺氧效应，增强了机体对高原环境的习服耐受能力，为最终征服珠穆朗玛峰奠定了基础。

药物 阶梯习服复合适应性体格锻炼是促进高原习服最有效的措施，但需要一定的时间，而药物预防简便易行，但效果不如前者明显而肯定。实践证明，凡在实验和应用中能提高机体缺氧耐力。减少或减轻急性高原病发生的药物，均有利于促进高原习服。

（1）中药

半个世纪以来，国内研究和使用能预防高原病、提高机体缺氧耐力的药物有许多，大多以中草药为主。主要是根据中医对高原病的认识，认为其症候因气虚、血虚和伤阴所致，故采用补气、活血、养阴的疗法，以提高机体对低氧的耐力。这类药包括：复方丹参滴丸、红景天口服液、复方黄芪茯苓、异叶青兰、唐古特青兰、多花黄芪、黄精、冬虫夏草、刺五加、刺玫果等。

（2）银杏提取物 EGb761

有人在喜马拉雅山对 44 名登山队员进行的观察表明，银杏提取物 EGb761 可有效预防在海拔 5400 米阶梯登山过程中高原病的发生。每天 160mg，分 2 次服用者无急性高原反应脑症状发生，急性高原反应呼吸症状的发生率也仅占 13.6%。而未服用者，40.9% 的人有脑症状，急性高原反应呼吸症状的发生率占 81.8%。由此可见 EGb761 在预防急性高原病、促进高原习服方面有较好的作用。

（3）醋氮酰胺

国外普遍认为醋氮酰胺是急性高原反应的首选防治药物。使用醋氮酰胺 250mg 每天 2 次或 500mg 缓释片每天 1 次，对大多数人来说都可以改善气体交换和运动效率，减轻急性高原反应症状。醋氮酰胺还可以预防因发生急性高原反应而引起的哮喘，可缓解高原低氧引起的动脉血氧饱和度急性改变。除了给氧外，醋氮酰胺和阿司匹林合用，可提高组织含氧量，降低前列素合成，可有效治疗高原头痛。

（4）地塞米松

是短期防治急性高原反应的比较有效的药物，但使用时间不应超过 2～3 天。醋氮酰胺加小剂量地塞米松对缓解急性高原反应症状效果优于单用醋氮酰胺。

（5）茶碱

通过低压舱模拟和在海拔 3454 米高原进行的观察表明，口服缓释茶碱 250～350mg，可改善血氧饱和度，减轻急性高原反应症状。

（6）营养

缺氧条件下的有氧代谢以糖为主，这是机体在缺氧条件下节约用氧进行产能的一种有效的代偿适应方式，因此高原应以高糖、高蛋白、低脂肪为主，适当饮水，多食新鲜蔬菜和水果，在缺乏新鲜蔬菜的地区，每日需补充一定量的多种维生素。

（7）什么是健康的耐缺氧食品

经动物实验、低压舱小批量人群和高原现场大量人群研究表明，以药食两用原料枸杞子、银杏叶、人参等为主要制成的耐缺氧食品添加剂，可以显著延长缺氧动物的存活时间，显著降低进入高原部队急性高原病的发病率，提高在高原劳动能力，此外尚具有改善食欲和睡眠的作用。

（8）改善高原睡眠与劳逸结合

有人在海拔 3800 米高原现场所做的双盲实验表明，夜间小幅度提高室内氧浓度（氧含量24%）可以改善睡眠和第二天的作业效率。认为在高原安装富氧室是比较简单易行和经济的，可促进高原习服，提高人体在高原上的劳动能力和健康水平。高原地区不论何种职业，都应注意劳逸结合，避免过度劳累。应设法保持进入高原人员充分的睡眠，保证 8 小时以上的睡眠时间，而且随着海拔升高睡眠时间也应当适当延长，工作时间也应当少于平原。

第三章　高原适应

高原适应过程存在着时间依赖性。到达高原数小时至数天之后，即能获得通气增强、心率加快等通气、循环及其他氧运输环节的习服。数月至数年之后，通气减弱，心率减慢，转而出现红细胞增多、毛细血管增生等。而世居者较移居者具有较好的适应性，世居高原时间更长的人群比短期世居者具有较好的适应性。世界范围高原人群世居高原时间的差异：人类长期居住北美高原的历史不到 1000 年、南美洲为 1000 多年，而在西藏高原自从上古石器时代（大约 25000 年前）便有人群居住。现有大量研究表明，世居高原藏族人较其他高原世居和移居人群能更好地适应高原低氧环境。

红细胞增生

低氧可使骨髓造血增强及氧合血红蛋白解离曲线右移，从而增加氧的运输和血红蛋白释放氧，具有代偿意义，但是红细胞持续增多又出现高原红细胞增多症。以前认为，移居者和南北美高原世居者可能患高原红细胞增多症，而藏族人不会，近来发现，世居藏族人也会有高原红细胞增多症。

运动能力

高原低氧环境对移居者身高、体质量、肺活量、握力、背力、仰卧起坐、俯卧撑和 60 米计时跑等无明显影响。移居者 1000 米跑成绩低于世居者，高海拔成绩不如低海拔。人类高原劳动能力表现为随海拔的升高而逐渐降低，但是高原世居者在低氧环境中表现出比移居者更好的劳动能力。对移居藏族人进行研究发现，在急性低氧时，平原藏族的最大体力负荷强度没有显著下降，最大氧耗和脉搏也没有明显变化，动脉血氧饱和度明显高于汉族。高原世居者氧传送和利用的能力明显强于移居者，这可能也是他们取得对高原低氧环境最佳适应的主要原因。

生长发育

高原低氧环境可以直接引起胎儿宫内生长迟缓，胎儿生长和体质量都较低，导致新生儿体质量进行性下降。这一作用在怀孕的后 3 个月更为明显。新生儿出生体质量和宫内生长迟缓的程度，都可以作为衡量胎儿氧合能力的指标，因为高原子宫胎盘氧供可以直接影响新生儿的出生体质量。调查表明，在相同的海拔高度，新生儿出生体质量从高到低依次为世居藏族、安第斯人、欧洲人和移居汉族。综合目前已有的关于世居藏族、移居汉族、欧洲人以及安第斯人的资料，新生儿出生体质量随高原海拔高度增高而下降，平均海拔高度每升高1000米，新生儿出生体质量下降100克。其中世居藏族新生儿出生体质量随海拔高度下降的幅度最小，安第斯人次之，移居高原汉族最大。

第四章　高原环境人体营养特点和应对措施

一、高原环境对人体健康的影响和应对措施

地理学上将海拔 500 米以上，地势平缓，山势起伏较小，而面积又比较辽阔的高地称为高原。经医学研究确认，海拔 3000 米以上的高原，可对人体引发明显的生物学效应，是高原病的多发地区，也是高原医学研究的重点。加强高原地区疾病的预防与治疗，对保障当地居民身体健康，促进当地经济、文化、社会、旅游业发展具有重要意义。

1. 低氧对人体的影响

由于高原地区海拔高，空气稀薄，低氧，寒冷，昼夜温差大，因此初次进入这一地区的人员都会出现不同程度的高原反应。轻者恶心呕吐，头重脚轻，呼吸紧迫；重者头部剧痛，呼吸困难，短期进入昏迷，甚至危及生命。

2. 气温对人体的影响

低温会使人员发生冻伤，还易引发感冒、上呼吸道

感染等疾病。

3. 低温低氧的综合作用

高原气温随海拔高度的增加而降低，加之风大，风多，加剧了寒冷的作用，因此容易发生冻伤。寒冷与低氧的综合作用，即可使高原病的发病率增加或者使病情加剧，又可加重冻伤的程度。

4. 空气干燥对人体的影响

根据研究，人体在高原进行轻体力劳动时，每天经皮肤和肺以不显性蒸发方式丧失的水分可达 1800 毫升，而在平原仅 1300 毫升，所以在高原口唇等敏感部位，可在几小时内由于水分的丧失而出现干燥，引起口渴。由于气压低，风速大，人体的水分极易蒸发。干燥和寒冷的双重作用，使皮肤血管收缩，皮脂腺分泌功能降低，使皮肤皲裂，鼻黏膜干燥，鼻出血加重或更容易发生。

二、高原饮食与疾病的关系

1. 高血压：研究证实，每天摄入 6 克钠盐以下者，不易患高血压；而摄入 10 克以上者患病率增高。据世界卫生组织在 32 个中心调查 1 万人的结果证实，尿钠排泄量越大血压就越高。因此，高钠盐的摄入是西藏地区高血压高发的主要因素。由于高蛋白和高脂肪食物的摄入，导致肥胖和高脂血症的人群增加，高血压患者血管硬化的机率增加。

2. 冠心病：据 1980 年的尸检结果，冠状动脉粥样硬化病变的阳性率高达 70%，主要与高原居民进食脂肪类食物较多导致血脂增高有关。

3. 超重与肥胖：干部体检资料结果显示，西藏地区超重和肥胖的发生十分常见，检出率达 50.3%，应当引起大家的高度重视，应积极改变人们的生活方式，包括改变膳食，增加体力活动，矫正引起过度进食或活动不足的行为和习惯。

4. 糖尿病：高原调查结果发现，糖尿病的发病以 2 型为主，不合理的饮食结构可能是 2 型糖尿病发生的重要原因。营养调查表明，藏族人群饮食中脂肪的摄入量相对较多，平均每人每天摄入动物油 72 克，主要来源于酥油、牛羊肉脂肪及内脏类食物，有人甚至一日可饮入酥油茶 4000 毫升。西藏藏族人群的脂肪摄入主要以饱和脂肪酸为主，流行病学研究表明高饱和脂肪酸摄入与高胰岛素血症关系非常密切，这与糖尿病的发病有着直接的关系。

5. 高尿酸血症和痛风：藏族人群饮食中脂肪的摄入量相对较多，加之喜好饮用啤酒和青稞酒，是导致高尿酸血症和痛风发生的重要原因。从干部体检的资料证明，高尿酸血症的检出率高达 39.08%。

6. 肝硬化与肝癌：高原居民膳食纤维的摄入较少，长期嗜酒甚至以酒代餐的习惯造成食物中营养成分不合理，更加容易加重酒精对肝脏的直接毒性作用。流行病学资料表明，酒精性肝硬化与酒精的摄入量及持续时间有关。日本大规模普查发现在 1985 年原发性肝癌中近 25% 是由酒精性肝硬化发展而来的。

7. 绦虫病、包囊虫病、旋毛虫病：高原世居人群多数有食生的或半生不熟肉类的嗜好，给绦虫、包囊虫、旋毛虫等寄生虫的感染带来了可乘之机。资料显示拉萨藏族人群绦虫的感染率高达 25.5%，高出内地许多倍。

三、西藏干部健康体检应该包括哪些项目：

1. 内科：血压、体重、心脏、肺部、腹部。

2. 外科：普通外科、泌尿外科、骨科。

3. 妇科：有无宫颈糜烂，并进行防癌涂片检查。

4. 耳鼻喉科：外耳、耳道、鼓膜、鼻、咽、喉。

5. 眼科：视力、有无沙眼。

6. 口腔科：有无龋齿、缺齿、义齿、牙结石、牙周病。

7. 特殊检查：包括心电图、胸片、心脏彩超，B 超肝、胆、肾、胰、脾、子宫及附件等脏器的情况有重要意义。

8. 化验检查：一般包括尿、粪常规和血常规，以及肝肾功能，血糖、糖化血红蛋白，血脂、血尿酸，血氧饱和度等，根据需要也可以做乙肝两对半和防癌普查（如癌胚抗原、甲胎蛋白）。

不同年龄、性别体检的内容

1. 20～30 岁

主要应进行的常规检查项目包括：内外科、五官科、血常规、肝功能与乙肝两对半、胸片、腹部 B 超等。增加妇科检查（检查子宫及附件），常规涂片，外科的乳腺检查，乳腺 B 超等，并且，女性最好把这几项检查作为每年常规的检查项目。

2. 30～40 岁

根据这一年龄阶段的生活状态，可能容易引起代谢性疾病，因此除常规体检项目外，需要增加代谢性疾病的检查，如：①血糖，糖化血红蛋白；②血脂；③血尿酸；④肾功能检查；⑤常规测量体重和计算体重指数。

3. 中年人即使无病也应定期做体检，以便早期发现疾病。除前述常规项目（既外科、五官科、血常规、肝功能与乙肝两对半、胸片、腹部 B 超等），体检的重点是：

（1）生化全套。

（2）验小便，可及时发现肾脏病、糖尿病，对于高血压、冠心病患者，查小便可了解有无肾动脉硬化，以及中老年妇女的慢性肾盂肾炎。

（3）查眼底：老年性白内障从中年开始发病，原发性青光眼也如此。

（4）心电图及心脏彩超：心电图可发现心律变化，心肌缺血改变，彩超可观察心脏大小、瓣膜病变等情况。

（5）肿瘤相关普查：由于人的年龄越大，在生活中接触致癌物质越多，发现癌变的可能性也就越高，所以肿瘤指标的检测十分必要，如甲胎蛋白（AFP，可发现早期肝癌），癌胚抗原（CEA，对早期直肠癌、结肠癌筛选有意义）。

（6）肛门指检：可以发现直肠癌、男子前列腺癌、前列腺肥大等疾病。

（7）中老年妇女应注重对乳房及妇科的检查，这样可及早发现乳腺癌、宫颈糜烂、子宫癌及附件类疾病。

（8）颈椎、腰椎检查：都市里的白领整天伏案工作，运动又少，可能给颈椎和腰椎带来隐患，因此进行颈椎、腰椎检查也是很有必要的。

（9）骨密度检查：骨质疏松在初期的症状并不明显，有时会出现全身骨痛、无力，特别是腰部、骨盆、背部的持续性疼痛，许多人误以为是腰椎的问题。检查骨密度，可以提早防治骨质疏松。

在这里我们要提醒大家，在做健康体检时，慎入以下6大误区：

误区一，有些年轻人认为自己身体很棒，吃什么都香，自费体检是花冤枉钱。其实不然，医学常识告诉我们，人的自我感觉并不完全可靠，因为许多疾病的早期症状不明显，甚至毫无症状。比如，半数高血压患者是在体检时被确诊的；大多数癌症早期毫无症状，等有"感觉"时病情往往已经进入中晚期。糖尿病、肾病等都有类似情况。近年来，许多疾病都呈现年轻化趋势，因此，年轻人切莫疏忽大意，应坚持每年做一次全面体检，有较大的诊断价值。

误区二，验血是需要的，小便就不用查了，太麻烦。"血，尿，粪"检查是最基础的"三大常规"。顾名思义，"常规"就是最基本的检查项目，人人都要常规检查。尿常规检查是一项无痛苦的检查手段。尿常规检查可以反应肾脏的健康状况，可以发现许多疾病的"蛛丝马迹"，对肾炎、肾病综合征、尿路感染等疾病有一定的诊断价值。

误区三，拍胸片要"吃射线"对身体不好，尽量不查。拍摄一次胸部正位片所接受的放射量非常小，对人体健康的影响微乎其微，大可不必担心。除孕妇及计划怀孕的育龄女性外，40岁以上者，无论男女，吸烟与否，有无症状，都应该每年拍一次胸片。吸烟人群，有肺癌家庭史和长期咳嗽、咳痰的人，特别是年龄大于60岁的，每年要拍两次胸片。

误区四，妇科检查既麻烦又难受，不想查。妇科检查能发现宫颈炎、子宫肌瘤、附件炎等常见疾病；白带常规检查可筛查出有无滴虫、真菌、支原体、衣原体感染、梅毒、淋病等性病；宫颈刮片检查可以筛查是否患有宫颈癌。对准备怀孕的妇女而言，进行妇科检查很有必要。如患有性传播疾病或者妇科炎症，最好先彻底治疗，然后再怀孕，否则容易发生流产、早产。

误区五，"东查西查太麻烦"不如做个全身CT，一次全"搞定"。在正规的医院，医生不会建议体检者进行全身CT扫描。因为CT检查是有放射伤害的，如一次做多个部位的CT检查，体检者需要"吃"很多射线，对人体伤害很大。更何况CT检查并不能"包打天下"。比如，要检查肝胆、胰腺、脾脏、肾脏做个彩超就可以了；要检查是否患有糖尿病、高脂血症、痛风等疾病，必须做血化验才行；要检查是否患有骨质疏松症，必须测定骨密度，才可以知晓。

误区六，体检没查出什么病，白查了。体检没查出什么病，说明你的健康状况良好，需要继续保持，并不是白查。更何况，今年检查未发现异常，并不代表以后永远没有异常。只有坚持定期体检，才能真正做到"防患于未然"。另外，坚持定期体检还有一个好处，医生通过动态观察体检者每年的体检报告，可以发现一些病变的趋势。比如，有些体检者的血糖值虽然始终在正常范围，但有逐年升高趋势，医生会提醒其注意饮食，加强运动，以免将来发展为糖尿病。再比如，如果遇到乙肝两对半检查全是阴性的体检者，说明其对乙肝没有免疫力，医生通常会建议其注射乙肝疫苗。

第五章　　高原病保健

　　我国的青藏高原平均海拔 4500 米，号称世界屋脊。云南丽江和香格里拉平均海拔 3000 米，四川的黄龙、九寨沟、海螺沟等地平均海拔也近 3000 米。许多游客，尤其是老年体弱者都会出现不同程度的高原反应。氧是人体生理代谢的基本元素，空气中的氧经过呼吸进入肺到血液，再经血液循环到全身组织。海拔 3000 米以上的高原地区，由于空气中的氧分压低，氧气含量只有内地的三分二到二分之一，呼吸进入人体的氧也相应减少，不能完全满足机体的需要，造成机体的缺氧。缺氧对人体各系统机能都有影响，机体缺氧程度不同，所产生的反应也不同。进入高海拔地区缺氧较重时，一些代谢旺盛的系统和对氧敏感的器官则反应更强烈，甚至可能出现损害。目前许多人对急性高原病的预防和保健缺乏了解和认识，从而产生恐惧心理或放松警惕性，造成不必要的后果。因此，认识、了解急性高原病就显得非常重要。我国将急性高原病分为急性轻型高原病、高原肺水肿和高原脑水肿。

高原肺水肿

高原肺水肿与一般肺水肿相似，临床表现有：呼吸困难、咳嗽、咳大量白色或粉红色泡沫痰，此时最好到医院就诊，以防不测。高原肺水肿虽然有一定的危险，只要对该病有充分的认识，在思想上保持高度警惕，是完全可以预防的。由于发生高原肺水肿的诱因是过度疲劳和感冒，所以在高原生活期间，要重点防止过度疲劳，积极预防感冒，发生感冒发烧时，要及时治疗。患过高原肺水肿的人再次进入高原极易发病，对这些易感者在进入高原前，要有充分的睡眠时间，保持精力充沛，不要在发烧、感冒时进入高原。可服用硝苯地平、速尿、人参等药物预防，到高原后尽量减少活动，间断低流量吸氧。特别注意对急性高原反应要及时治疗，以防转成高原肺水肿。高原肺水肿并不只是初进高原的人才发生，即使已长期在高海拔地区生活的人，也应做好预防工作。特别是途中如遇暴风雪或其他原因引起交通故障而受阻于山路时，一定要尽量减少活动，一旦发生肺水肿，若不能及时得到抢救和治疗将造成严重后果。

高原脑水肿

高原脑水肿是在人体急速进入高原后，在高海拔地区（海拔4000米以上）严重缺氧的情况下，由于脑供氧不足而导致的以脑组织或脑细胞水肿为特征的一种急性高原病。可引起严重脑功能障碍和意识障碍。高原脑水肿一般发生在急速进入高海拔地区数小时至数天内，早期表现为头痛、头晕、呼吸急促、精神萎靡、多语、烦躁不安、谵妄等。如能早期诊断，及时治疗，绝大部分是可以治愈的。治疗不及时，短期内可出现昏迷、意识丧失，严重时，可危及生命。

预防保健

消除恐惧心理，避免过度紧张。入高原前避免受寒、感冒，到达高原后减少不必要的体力活动，注意休息，适当服用预防药。加强临进入高原前和在进入高原途中以及进入高原后的适应性锻炼。

（1）进入高原前1~2天，应注意休息，避免劳累，禁烟酒，避免受凉感冒。如正患上呼吸道感染或肺部感染，以及其他原因引起的急性发热，待治愈后再进入高原为宜。

（2）在进入高原途中，应注意保暖，防寒。高原环境昼夜温差大，夜间极为寒冷，避免受凉、感冒，充分休息，防止疲劳。若出现急性高原反应或上呼吸道感染等，应积极治疗，待症状消失后经过一段时间再继续登高为宜。

（3）药物预防。地塞米松，口服，4mg/次，2 次/天，从登高前 1 天开始服用，进入高原后再继续服用 3 天。乙酰唑胺，口服，250mg/次，1 次/8 小时。能改善睡眠和促进利尿，所以能降低急性高原病的症状发生和程度，尤其能促进进入高原后出现的失眠及头痛症状。

高原雪盲

雪盲是人的眼睛角膜上皮受紫外线伤害而发生的急性阳光性角膜炎。高原上的日照紫外线强度大于海平面，而且雪地的反射率又高，如果不采取任何防护措施，人眼的角膜上皮细胞可因吸收短波紫外线而产生伤害。

眼睛在受到伤害时到出现症状之间称为潜伏期。通常雪盲的潜伏期为 0.5~24 小时，一般为 6~8 小时。发病初期时眼睛可有剧烈灼痛、眼睑痉挛、视物不清、同时有虹视、头痛和视力减退等表现。发病数小时至 2 日内最重，一般 3~7 天基本恢复。严重损伤时视觉障碍可延续数周，病好后无后遗症。

雪盲的防治方法主要是进入高原的人要佩戴防紫外线的有色防护眼睛，尤其是通过或逗留在雪地的人更要注意，即使在阴天也不应取下。如果暂时没有防护眼镜，可以用硬纸片切一水平缝隙，固定在眼前，通过缝隙视物。或放低帽沿，缩小眼裂（眯眼），或用布条、有色玻璃纸、牛皮纸等剪成条，编成网状物遮于眼前，一定不可大意。

高原鼻出血

在高原，鼻出血的现象经常发生。大多数人仅少量出血，出血部位为下鼻甲与鼻中隔，时间多为早晨起床，有时早晨洗脸时，轻碰鼻子即发现鼻子出血。个别人由于突然出血量较多，血液常流入咽部由口吐出，严重时可引起出血性休克。引起鼻出血的原因主要是高原缺氧引起鼻黏膜毛细血管扩张及脆性增加；高原空气干燥、风大风多，导致机体皮肤黏膜水分蒸发增加，鼻黏膜干燥。因此，洗脸、挖鼻或咳嗽等均可引起鼻出血。高原气候多变，上呼吸道感染发病率高，易形成鼻黏膜炎症而引起出血。另外，高原红细胞增多症、高原高血压、萎缩性鼻炎等原因也可以引起鼻出血。

鼻出血的防治方法：

（1）每天多喝水。

（2）不要用手挖鼻或搓鼻。

（3）患干燥性鼻炎者应经常用盐水清除痂皮，可滴无刺激的油剂。

（4）遇风沙季节或冬季外出时要戴口罩。

（5）多数人仅用手指压迫侧鼻翼数分钟即可止血，有的需要纱布或棉花填塞。

（6）口服维生素 C、云南白药也有治疗效果。另外，要及时就医。

慢性高原病

慢性高原病（又称梦赫氏病）指抵达高原半年以上方发病或原有急性高原病症状迁延不愈者，少数高原世居者也可发病。中国将慢性高原病分为：高原心脏病、高原红细胞增多症、高原血压异常（高原高血压和高原低血压）、混合型慢性高原病（高原心脏病与高原红细胞增多症同时存在），国外未作上述分型。

1. 高原心脏病

国内将高原心脏病分为小儿型和成人型，这里主要介绍成人型高原心脏病。成人高原心脏病是慢性高原病的一种临床类型，是由急性或慢性缺氧直接或间接累及心脏引起的一种独特类型的心脏病。通常在海拔 3000 米以上地区发病，临床多呈慢性经过，个别急速进入高原者也可突然发病。临床表现为劳力性呼吸困难、心悸、胸闷、头昏、疲乏等症状，有时咳嗽，少数咯血，声音嘶哑，最终导致右心衰竭。

预防

（1）对进入高原者，应进行严格的体格检查。凡有明显心、肝、肺、肾等内脏器质性病变，高血压 III 期以上者，均不宜进高原。

（2）年龄超过 40 岁、身体较胖者或体弱者亦不宜去。因过度肥胖易致高原缺氧反应，且易诱发高原心脏病。

（3）若患有重感冒，最好在平原地区医治好再进高原。否则会使高原反应加重，甚至诱发肺水肿等。

（4）初去高原者，最好是夏秋季进高原，因可使高原反应大为减少，而冬季的寒冷可加重机体的缺氧。最好是乘车进高原，以逐步适应。

（5）高原气候即使夏季早晚也凉，因此保暖问题就很重要。要积极预防感冒和上呼吸道感染。

2. 高原红细胞增多症

高原红细胞增多症是由于高原低氧引起的红细胞过度代偿性增生的一种慢性高原病。临床特征有皮肤黏膜红紫、杵状指、反甲、肝脏肿大、心血管系统、呼吸系统及神经系统等多系统的症状。血液学特征是红细胞过度增生，其总数 $> 6.5 \times 10^{12}/L$，血红蛋白 > 200 克/L，血细胞比容 $> 65\%$。排除真性红细胞增多症和其他继发性红细胞增多症。转至海拔低处，症状减轻，病情逐渐好转，血液学参数值逐渐降低。

保健：

高原红细胞增多症是由于长期处于慢性缺氧状态，红细胞代偿性增加，导致血液黏稠度增高，动脉血氧分压低、血氧饱和度、血氧含量下降，动脉血二氧化碳分压升高；早期出现的并发症则以四肢末端小血栓形成为主。晚期由于大量促凝血因子被激活，继发性纤溶亢进，并发症则以血栓、弥漫性血管内凝血为主。对已发生血栓栓塞的病人应采取积极主动的预防措施。口服小剂量肠溶阿司匹林，25%硫酸镁热敷栓塞处等，以达到活血化瘀、控制病情的发展，促进病人康复的目的。对有心衰、血管栓塞病人要及时到医院就医。

3. 高原高血压症

移居高原的平原人对高原低氧的病理生理反应是多系统的，单纯表现为血压异常很少见。临床上常与高原红细胞增多症、高原心脏病和慢性病相伴。平原人移居高原后的体循环血压改变可以表现为血压增高或降低，多数表现为血压增高。随着对高原低氧的适应，血压可恢复至原来水平。一般症状有头痛、头晕、心悸、胸闷、气短、乏力、耳鸣、口干、易怒、多梦、失眠等，可伴有面部及肢体麻木。消化道症状如恶心、呕吐、食欲减退也常见。

高原高血压的诊断标准：

（1）一般系居住在海拔 3000 米以上地区的移居者，发病年龄多较轻，移居高原前无高血压史；

（2）移居高原后，血压增高大于 160/90mmHg（收缩压或舒张压单项增高均可）。

（3）返抵平原后血压自行下降，而重返高原后血压又复升高。

（4）排除原发性高血压和其他原因引起的继发性高血压。

保健：

（1）高原高血压病人应了解卫生健康常识，消除精神过度紧张，积极配合治疗。

（2）早期轻症患者注意适当休息，保暖，避免烟酒，低盐饮食，配用一些镇静剂，血压多可下降。

（3）保证充足睡眠，增强其习服能力，定期复查血压变化，做好体检，有 1 期以上高血压和心肾疾病者不宜居高原。疗效不显或并发症多，心肾损害较重者可移往平原地区医治。

4. 高原低血压症

高原地区除少数人发生高血压外，久居和世居高原者平均血压值是偏低的，这是较普遍生理现象。据对29494 名高原居民的调查，收缩压低于 90mmHg、舒张压低于 60mmHg 者占 14.85％，女性较男性发生率稍高。高原低血压常见的症状有：疲乏无力、头痛头昏、眼花、眩晕、失眠、记忆力减退、食欲下降、怕冷、手足麻木等。但患者一般症状较轻，仍能坚持工作。单纯的高原低血压在 X 线、化验等辅助检查时亦无特殊异常发现。

保健：

（1）注意体育锻炼，如打太极拳、做健美操等，以增强机体的适应能力。但应避免剧烈活动，不宜久立、曝晒等。

（2）人参、党参、黄芪、麦冬、升麻、五味子等中药对升高血压有一定的效果，可以服用。

（3）一般患者可口服生脉饮；严重者可使用强的松等激素，但剂量不宜大，服用时间不能过长。

（4）若病情较重，治疗效果不佳，转低海拔或平原地区治疗。

第六章　高原常见疾病保健

高血压病

高血压病是指原因不明确的动脉压升高为主要表现的一种独立的全身性疾病，它能引起视网膜、脑、心脏、肾脏和大动脉通道等器官功能性或器质性损害，它是最常见的心脑血管疾病之一，也是导致人类死亡的常见疾病。正常人血压定为小于 140/90 毫米汞柱，不需要药理学干预。如果经 3 次测定非同日血压仍大于这个水平则可诊断为高血压。该病多与长期精神紧张，忧思恼怒、遗传、烟酒过度、胰岛素抵抗、钠盐过多等因素有一定关系。高血压除了以上因素外，还与高原环境、藏民族的饮食习惯有密切关系，高原环境因素缺氧可导致动脉血氧张力降低。缺氧还可致血液黏稠度和血容量增加。据调查发现藏族钠盐的摄入量最多可达每日 45 克，平均每日 19.6 克，明显高于我国平原人均每日 4 ~ 6 克的摄入量。

高血压防治

1. 心理调适防治

平时多参加有利于调养情志的娱乐活动，如园艺、垂钓、弹琴等，保持情绪稳定和心理平衡，避免精神紧张和情绪波动，不要经常发脾气引起血压升高，病情加重。因此，当怒气上涌时，要尽量保持冷静，有意识地转移话题或做别的事情，或离开现场，以分散注意力，缓解愤怒情绪。若遇到挫折或不舒畅的事情，要采取合理的方法宣泄出来，或痛痛快快地大哭一场，也比闷在心中痛快得多。

2. 起居行为习惯防治

制定合理地作息制度，保证充足的睡眠，注意劳逸结合。常食核桃、花生、鱼、虾等。常吃食用菌类，如草菇。饮食清淡，常食含钙高的食物，如牛奶、酸奶、各种豆类、香菇、平菇、蘑菇、黑木耳、银耳等。多吃有降压作用的食物，大蒜、洋葱、胡萝卜、芹菜、茼蒿、绿豆、海带、菊花等。控制食盐摄入量，每日不超过 6 克。不易进食动物油脂及胆固醇含量过高的食物，如肥肉、猪肝、猪腰子、蛋黄、鱼肝油、螃蟹等。少吃或不吃辛辣食物，如胡椒、辣油、辣酱等。还必须戒烟、戒酒，特别是烈性酒更应戒绝。

3. 运动防治

一般采用较轻量的健身运动，如慢跑、踩静止自行车、原地跑步等。如果病情严重，血压过高时，就不宜采用健身运动。

4. 按摩防治

采用降压按摩操，每次 15 分钟，每日可做 3 遍。

（1）静坐。端坐靠背椅上，双膝呈直角弯曲，双手自然下垂，闭目宁神，万事勿想，口中念"降压"两字，约做 20 分钟。

（2）摩腹。双手掌同向相叠，在腹部慢慢摩动，约 3 分钟。

（3）揉太阳穴。双手指按住太阳穴，揉捻 2 分钟。

5. 中药防治

（1）中成药。六味地黄丸或杞菊地黄丸，每日 2 次，每次 8 粒，用于肝肾阴虚；龙胆泻肝丸，每次 6 ~ 9 克，每日 2 次用于肝火偏旺型。

（2）足药浴。足浴治疗高血压病不仅疗效较好，而且安全无毒副作用，可以长期连续使用。取桑叶、桑枝各 30 克、芹菜 50 克。用法：将上列药物加水 4000 毫升煎煮取液，先熏足后浸足，每日一次，发作时每日两次，一剂可以用二至三次，十天为一疗程。具有清肝降压功效，适用于各类高血压患者。

6. 藏药治疗

可用珊瑚二十五味，开窍，通络，止痛。用于高血压，头痛。每日 1 次，每次 1 粒。珊瑚七十味，镇心，安神，定惊，调血。用于高血压，脑血管意外，冠心病。每日 1 次，每次 1 丸。保健预防 3~7 天 1 丸。二十五味余甘子丸，清热凉血、降压、愈溃疡。用于高血压、多血症引起的疼痛。每日 2 次，每次 2 丸。上述药对高血压 1 级、2 级病人有一定的疗效。

糖 尿 病

西藏自治区人民医院曾对拉萨市 40 岁以上藏族人群进行了糖尿病患病率的筛查，发现拉萨市糖尿病的患病比例与内地一些大中城市一样呈上升趋势。粗筛糖尿病的患病率为 6.8%，而糖耐量减低的患病率 11.6%，调查中新诊断的糖尿病患者占 85.8%。西藏的糖尿病，尤其是 2 型糖尿病有逐年增多的趋势，部分患者对糖尿病缺乏认识，就医意识不强，该病已成为高原地区的隐形杀手，威胁着人们的健康。

糖尿病是一种代谢障碍性内分泌疾病，主要临床表现是多饮、多食、多尿、疲乏、消瘦、糖尿以及血糖升高。该病在各年龄均可发生，但多见于老年人。病情进一步发展可出现多种并发症，如动脉硬化、高血压、继发性感染、神经病变及视网膜病变等，严重危害患者的健康，影响其生活质量。

糖尿病防治

1. 心理调适防治

该病病程较长，是一种终身疾患，而且并发症较多，患者常有较重的思想负担，表现为紧张焦虑或悲观消极，而这些不良情绪反过来又会引起血糖的波动及其他异常。因此，病者必须注重调适情志，怡悦心情，可参加一些娱乐活动，如欣赏音乐，观赏书画，种花养鸟，游园钓鱼等以增加生活乐趣，消除不良情志反应。

2. 起居行为习惯防治

糖尿病的发病与感染息息相关，当肌体受到病原微生物感染后，新陈代谢加快，对胰岛素的需要量剧增，使糖尿病患者体内的胰岛素相对匮乏，引起糖代谢紊乱，加重病情。糖尿病病人都有这样的体会，血糖变化很大，原来已控制良好的血糖水平会突然上升，不适症状随之而来。再则糖尿病患者肌体抗病能力很差，感冒后肌体无力祛邪外出。因此要比正常人更难治愈，往往一拖就是几周，甚至一二个月，特别是感冒后血糖上升不易下降，某些并发症接踵而来，如神经病变、视网膜病变、微血管病变、心血管病变等，造成难以逆转的后果。为此，糖尿病病人对于感冒不能掉以轻心，必须加以预防，平时要保持居室空气流通，在感冒流行期间，不去人多拥挤的公共场所，必须外出戴上口罩，并注意随气温变化及时增减衣服。同时可以通过冬令进补，穴位按摩等方法，增强体质，提高肌体抗病能力，减少或预防感冒的发生。避免过度劳累，以免兴奋交感神经引起血糖升高。生活要有规律，忌悲忧、郁怒等不良情绪。

3. 饮食防治

控制饮食是防治糖尿病的基本方法。饮食控制的关键是控制主食量，也就是糖的摄取量。糖的摄取量可通过食谱计算法、食品交换法及主食固定法等来确定。主食宜多食用含碳水化合物较少的蔬菜。据研究，洋葱、黄鳝、甲鱼、空心菜等食物能帮助机体细胞更好地利用葡萄糖，有降糖作用。一般主张采用少食多餐的进餐方式，从而减轻胰岛的负担，有利于血糖的控制。

食疗方有：

（1）洋葱头 50～100 克，水煎服，每日 2 次，或将葱头洗净，开水泡后，加适量调味品，当菜食用。

（2）白鸽半只，银耳 15 克，鸽去毛、洗净，切块，放入沙锅煮，后加入银耳，待肉煮熟后连汤食用。

（3）泥鳅 100 条，干荷叶适量，泥鳅阴干，除去头、尾，烧灰，干荷叶等量为末，混匀，每日服 3 次，每次服 10 克，用温开水送服。适用于糖尿病肾虚者。

（4）蚕蛹洗净，用植物油炒熟，或煎成汤剂，当菜食用或饮汤，每次用 20 只。

（5）芹菜 100 克，捣烂，绞汁，煮沸饮，或适量水冲服，每天 2～3 次。

（6）经常食用糌粑不仅可以控制血糖，还可以延年益寿。

4. 运动防治

适合糖尿病病人的运动方式很多，如步行、慢跑、游泳、划船、骑自行车等，其中步行是最安全最常用的方法。可根据病人具体情况，用各种不同速度步行。全身情况良好者，可用快速步行，每分钟 100～150 步，1小时 5 千米左右，到出汗为止。体弱或并心肺功能不全者，采用慢速步行，每分钟 80~90 步，步行最好在早晨，在空气新鲜的地方进行，也可在其他时间进行，每日 1~2 次或数次，每日的总运动量应达数千米，一般不超过 5 千。此外，还可选练太极拳、八段锦、保健操等。

5. 按摩防治

家属可帮患者在脊椎两侧按摩，并由上而下摩擦臂部，揉臂部俞穴，捏捻脚趾。有并发症者，可按、推、摩上丹田，按双眼内眦部，轻揉上下眼睑。患者自我按摩，可经常按摩承浆、中脘、关元、期门及肾俞，每穴按摩 18~36 次，并配合腹式呼吸。

6. 中药防治

（1）六味地黄丸，每日 3 次，每次 8 粒，用温开水送服，适用于糖尿病后期有眼目错花，腰酸腿软等症状。若心火偏旺，属于上火者，可选用知柏地黄丸。

（2）黄连丸，每日 3 次，每次 6~9 克，适用于糖尿病以口渴、心烦为主，无并发症者。

（3）玉泉丸，每天 3 次，每次 6~9 克，适用于糖尿消渴多饮者。

（4）消渴丸，初服者每天 3 次，每次 5 丸，饭后 30 分钟服用，根据血糖情况逐渐增加，适用于糖尿病初期轻、中型病人。

7. 藏药治疗

糖康福散用于糖尿病引起的口干、多饮、多食、消瘦、足脚麻木、皮肤出疹瘙痒、肤失光泽、视物昏花等症。口服一次2克，一日2～3次；根据尿糖含量的多少调整用药次数。在医生指导下服用效果更好。

血脂异常

青海临床医学检验中心通过西宁地区1.8万人的健康体检发现，有10%的人患有高血脂，有近50%的人有边缘性血脂增高症状，20～30岁的高血脂患者增加了3%。他们认为出现高原地区高血脂高发病率的主要原因是：随着人们生活水平的提高，各类西式快餐和甜点的引进；高原地区人们饮酒等区域性特点以及运动较少等不良习惯；高原缺氧对机体的应激性表现，在心血管方面可使血管通透性增加，使血中脂质进入管壁，形成动脉粥样硬化症。由于脂肪代谢或运转异常使血的一种或多种脂质高于正常称为高血脂症。表现为高脂蛋白血症、高甘油三酯血症或两者兼有。目前认为高密度脂蛋白降低也是一种代谢紊乱，故建议称为血脂异常更合理。临床上分为原发性和继发性两大类，原发性者原因不明，大多数为家族性；继发性者见于糖尿病、黏液性水肿、肾病综合征、胰腺炎、胆管梗阻性疾病、痛风、脂肪肝等多种疾病。血脂异常一般无明显临床症状，有的可有头晕、乏力、心慌、胸闷、肢体麻木等。有的在眼睑、肌腱外出现黄色瘤。长期血脂过高，可进一步形成动脉粥样硬化、脂肪肝等病变。

血脂异常防治

1. 心理调适防治

精神紧张或情绪异常，可影响中枢神经系统，导致血脂代谢失常，使血脂升高，而且情绪波动会加重病情，故患者必须解除思想顾虑，保持心情愉快。

2. 饮食防治

平时，患者应避免过度饱食。体重超标者应逐步节食减肥，节制肥甘厚味，避免高胆固醇、高脂肪饮食，少食荤菜，多吃蔬菜，少食肥猪肉、动物内脏、蛋类特别是蛋黄等食物。由于糖类在体内能转换成脂肪，故每天的主食量也应适当控制，切忌过饱，特别是晚餐宜少食。因为夜间睡眠时能量消耗低，糖类易转化为脂肪而使血脂增高。多食有降脂作用的食物，如绿豆、大豆及其制品、玉米、花生、西瓜、桃子、番茄、大蒜、洋葱、芹菜、木耳、茼蒿、胡萝卜、淡水鱼、兔、鸭等。

3. 运动防治

参加体育活动，可加快血脂的消耗，适宜的运动有散步、跳舞、爬山、跑步、做操、打太极拳等。运动必须持之以恒，尤其是从事脑力劳动、终日伏案工作者更应经常参加运动，防止身体过于肥胖。

4. 中药防治

生山楂、决明子各 15 ~ 20 克，茵陈蒿、人参叶、菊花、银花各 10 ~ 15 克，任选一种，煎水代茶，每日一剂。亦可用生大黄粉 3 克，开水冲服，每日 3 次。

肥 胖 症

肥胖是指人体代谢失调而造成的体内脂肪蓄积过多，其衡量方法，标准体重（千克）＝ [身高（cm）－100] ×0.9。如体重超过标准体重的 10%，称为过重，超过 20% 者称为肥胖。根据超重的百分比分为轻度、中度和重度的肥胖。如体重超重 30% ~50% 者为中度肥胖，约占 9%，体重超重大于 50% 者为重度肥胖，约占 5%，老年人多数为轻度肥胖，严重肥胖者少见。

肥胖按其病因主要分为单纯性肥胖和继发性肥胖两大类，前者无明显内分泌代谢病因，又分为体重性肥胖与获得性肥胖两类；后者则是由于体内某种疾病引起的继发性肥胖，如皮质醇增多症等。近年来，中老年人肥胖者明显增多，而且肥胖者易患高血压、冠心病、糖尿病、胆石症等疾病，因此老年人必须重视体重，积极控制肥胖。

据介绍，在海拔 3702 米的高原上，有专家对 45 名藏族和 32 名汉族居民进行了跟踪测试。其中男性 65 人，女性 12 人，对他们的血红蛋白、血糖等进行了测定，而且还检查了血压、体重指数、腰围、腰臀比和吸烟史等。测试结果发现，这些测试者中 32 人患有慢性高原病，而且发生慢性高原病的概率伴随腰臀比的升高而增加。由此初步认为，高原地区腹型肥胖是导致慢性高原病发生的危险因素。

肥胖症防治

1. 心理调适防治

肥胖症特别是由于神经内分泌功能紊乱引起的肥胖症，与情志因素有着很大的关系，良好的情绪能使机体各系统的功能保持正常，若情绪失常，往往可使机体内各系统的功能发生紊乱。脂肪代谢受到影响，则可能形成肥胖或加重肥胖。因而，保持精神愉快，心情舒畅，对于肥胖症的预防和治疗也有一定作用。

2. 起居行为习惯防治

肥胖症与不良的饮食习惯和嗜好有密切的关系。所以首先应戒除不良的饮食习惯和嗜好，采取合理的营养与饮食方法，饮食尽可能做到定时定量，少食甜食及味厚油腻的食物，多以清淡可口素食为主，平时少吃零食，特别是含糖多的高热量零食。这样可使摄取饮食中的热量减少，可以有效地预防肥胖症的发生。

3. 饮食防治

豆类和富含纤维素的瓜果、蔬菜，如黄豆、豌豆、黄瓜、茄子、冬瓜、海带等，能增加饱腹感，并有减肥降脂作用。应适当多食卷心菜、胡萝卜、芹菜、蕃茄、大豆、柑橘类水果、木瓜、菠萝、绿豆芽、魔芋等，均有减肥疗效。食疗方如三花减肥茶、茶叶散、冬瓜、荷叶粥等，大多能利水祛痰、升清降浊以减肥健美。

4. 运动防治

运动量小，身体热量消耗少，易使脂肪堆积，逐渐形成肥胖。因此，加强体育活动，增加运动量，是防治肥胖的又一好办法。减肥者可根据自己的体力、爱好、习惯选择适宜的锻炼项目。常用的锻炼项目有快步走、慢步走、慢跑、骑自行车、爬山、做体操、打太极拳等，其中慢跑应为首选项目。一个体重80千克的老年人，每走路1千米所消耗的热量为167.36千焦，而同样路程跑步所消耗的热量为走步的2倍。如每天坚持健身，用15分钟跑完2~3千米，每月可使体重减轻0.5千克。游泳消耗热量较大，约为走步的8倍或慢跑的4倍。如每次连续游泳45分钟，体重可减少0.35千克左右。此外，为消除腹部多余脂肪，应加强腰腹肌的锻炼，可采用仰卧位上举腿、仰卧起坐、躯干部体操等方法进行锻炼。简便易行的运动如爬楼梯健身锻炼，运动量宜逐日递增。步行减肥，可疾行与慢行交替进行，每日1~2次，每次约1小时左右。跳舞减肥，可选健身舞、交谊舞、锅庄舞、旋子舞等。这些体育运动必须持之以恒，长期坚持，必定收效显著。

5. 中药防治

体重、疲倦乏力、头昏胸闷或恶心痰多、脘腹胀满、舌苔厚腻者，可服二陈丸，每次口服6克，每日2次；若头晕目眩、少气懒言、精神疲倦、自汗心悸、浮肿嗜卧者，可用参苓白术丸或补中益气丸，每次口服6克，每日2次。此外，防风通圣丸也有较好的减肥作用，每次口服6～9克，每日2次。

　　藏药治疗

　　珊瑚七十，有报道有一定的降脂效果。一次一丸，一日一次。将药丸碾碎后用温开水泡服。须在医生指导下使用。

冠 心 病

　　冠心病是冠状动脉粥样硬化性心脏病的简称。由于冠状动脉粥样硬化而使血管管腔变窄，引起心肌血液供应受阻，氧供应减少，故也称缺血心脏病，轻者发生心绞痛，重者可使冠状动脉突然闭塞，导致心肌缺血、缺氧、坏死，形成心肌梗死。本病多与长期大量进食饱和脂肪酸、长期紧张的脑力劳动、缺少运动及以往有高血压、高血脂、糖尿病、肥胖病史等有关。此外，吸烟和遗传因素也与本病有一定的关系。有研究提示高原地区居民冠心病患者甘油三酯、低密度脂蛋白胆固醇水平高于对照组。表明高原地区居民血脂水平与冠心病的发病有一定的关系，值得引起重视。

冠心病防治

1. 心理调适防治

情绪波动是冠心病最常见的一种诱因，甚至可诱发心肌梗死，而且这类患者大多存在着心理障碍。因此，平时要注意心理保健，保持良好的精神，心胸坦然豁达，避免紧张、焦虑、情绪激动和发怒。遇到不良情绪刺激，特别当家中发生灾祸或丧事时，更要保持冷静，注意休息，或从事一些轻体力劳动，以引开自己的思路，遣散忧愁、焦虑情绪。并可根据自己的具体情况，参加力所能及的娱乐活动，如欣赏音乐、观赏书画、种花养鸟等，以消除精神焦虑和抑郁，对本病的治疗和康复极为有益。

2. 起居行为习惯防治

应保持生活环境安静，睡眠要充分，午间要适当休息。平时注意防寒保暖，每天必须了解天气变化，及时增减衣物，防止病情的发作和恶化。特别是严冬季节，清晨起床及夜间临厕更需注意保暖。大便时不可过分用力，保持大便通畅。

3. 饮食防治

饮食应少食多餐，每次以不觉饱胀为度，餐后宜卧床休息 0.5~1 小时，然后再适当活动。肥胖者应控制食量，尤其是晚餐，睡前不要进食。饮食宜清淡，少食肥肉、动物油和内脏。心功能不全及有高血压患者，应吃低盐饮食。忌饮浓茶、咖啡，不吃辛辣类刺激性强的食物和调味品。要戒烟，不嗜酒。有饮酒习惯者，可饮少量低度酒，活血通脉，助药力，增进食欲。

4. 运动防治

冠心病病情稳定后，可作散步、慢跑、做操、打太极拳、骑自行车等运动，运动量以不出现症状为宜。若运动后或运动过程中心前区不适感加重，即应适当减少运动量或暂停一段时间的锻炼，在心肌梗死急性期、不稳定性心绞痛及并发严重心律失常、心力衰竭等时，均需严格限制活动，必要时要绝对卧床休息。

5. 中药防治

可长期口服复方丹参滴丸 10 粒，每日 3 次。发作时可用速效救心丸 5 粒或麝香保心丸 2 粒，舌下含服。

6. 藏药防治

诺迪康治疗冠心病稳定性心绞痛患者，口服每日 3 次，每次 2 粒。4 周为一疗程。

7. 危险因素防治

要控制住引发冠心病的危险因素，如高血压、高血脂、糖尿病等病症，适度减肥，戒烟。

痛　风

痛风系由新陈代谢方面主要为机体内蛋白质中的嘌呤代谢障碍所引起的疾病。多发生于中老年男性且以脑力劳动者多见，临床上表现为急性关节炎反复发作，慢性关节炎、关节畸形，严重者可发生肾实质性病变及尿酸结石，有的还可伴有肾功能不全，以及高血压、冠心病、肥胖症等。其发作多在夜间，突然感大脚趾关节剧痛，伴有局部红肿，全身发热等，往往持续数日方可缓解或消退。高原地区高寒缺氧的地理环境和高原居民高脂（如酥油茶、甜茶、牛奶等）、喜欢饮酒（成年男子饮酒可达 1～2 斤青稞酒或 5～10 瓶啤酒）的习惯，近年来痛风的发病率呈逐年上升趋势。研究发现高原地区发病率最高的年龄段为 21～40 岁，占 42.4%，151 例中仅 1 例为女性，在绝经后发病。在高原地区痛风是严重威胁青年男性的疾病。

痛风防治

1. 心理调适防治

树立战胜疾病的信心和坚持自我防治的恒心，脑力劳动者，要克服懒得动的思想，坚持运动，通过较长时间的自我防治，减少发作，以达到稳定情绪的目的。

2. 起居行为习惯防治

避免长时间的久坐，注意劳逸结合，加强体育锻炼并持之以恒，尽量以步带车，生活规律，作息定时，戒烟酒、浓茶、咖啡等。

3. 饮食防治

饮食防治对痛风病人来说有十分重要的意义。主要包括：（1）宜选用低嘌呤或无嘌呤食物。如大米、精麦粉、馒头、面包、奶类、蛋类、水果类食物；多食蔬菜，如山药、土豆、黄瓜、芹菜、大白菜等；少食全麦面包、全谷食物、豆类（如四季豆、大青豆等），磨菇、菠菜、鱼等食物；限制火腿、浓肉汤、鸡汤、动物的肝、肾、脑及贝壳类水产品，黄鳝、鲤鱼及禽畜肉类事物的食入。（2）限制总热量的摄入，以减少和减轻肥胖。（3）限制脂肪及植物蛋白质的摄入。（4）尽量多饮水，每天饮水量可在 3000 毫升左右，以促进尿酸盐的排泄，但不要一次饮得太多。

4. 运动防治

运动防治痛风，一是要注意掌握运动量，保持一定的运动量以减少肥胖症的发生；二是运动要选择散步、打太极拳等比较柔和的运动，长期坚持，不要进行剧烈运动；三是急性发生期不宜运动，应卧床休息，同时抬高患肢，以防受累关节症状加重。

5. 按摩防治

非急性发作期，对容易受累的关节如大脚趾，经常进行按摩，以增加局部血液循环，减少代谢产物在局部的沉积。按揉关元，每次 5～10 分钟。

摩腹每次 100～300 圈，以防治肥胖。

6. 中药防治

（1）食疗谱。山药粥：取山药 250 克，薏苡仁、莲子各 100 克，加水 1000 毫升，温火煮粥调味食用，每日一次。

（2）外洗方。马钱子、生半夏、艾叶各 20 克，红花 15 克，王不留行 40 克，大黄、海桐皮各 30 克，待药液变温后，浸洗患处，每日 2 次，7 日为一疗程。

藏药防治

十味乳香胶囊，口服，一日3次，每次2~3粒，服药7天如症状无缓解，应去医院就诊。

更年期综合征

更年期综合征，是指妇女在围绝经期或其后，因卵巢功能逐渐衰退或丧失，以致雌激素水平下降所引起的以植物神经功能紊乱及代谢障碍为主的一系列症候群。更年期综合征多发生于45~55岁之间。一般在绝经过渡期月经紊乱时，症状开始出现，可以持续至绝经后的2~3年。个别人到绝经5~10年后，症状才能减轻或消失，但因病或手术所致卵巢功能衰退者，更年期综合征症状会提前出现，双侧卵巢切除者，术后2周后出现症状，后8周达到高峰，约持续2年之久。

更年期最突出的表现是绝经。此外，有些妇女可表现出更年期综合征的其他一些症状：

在心血管方面的症状有阵发性面部潮红，全身感觉发热，皮肤出汗、发冷，持续几秒或几分钟，夜间发作可影响睡眠。有的妇女会感到心悸不适，血压升高。由于冠状动脉痉挛，有心前区紧迫感。精神、神经方面的症状有健忘、失眠、神经过敏、易激动、精神不安、情绪不稳定、忧郁、头昏、耳鸣等。由于脂肪、糖及水、盐代谢障碍，会出现脂肪堆积、肥胖、一时性糖尿病，或浮肿等症状。因雌激素减少，影响骨细胞成长，形成骨质疏松、腰痛、关节痛、牙齿松动等，并易骨折。

绝经后1~2年会发生外阴及阴道萎缩而出现外阴瘙痒、性交疼痛、阴道出现血性分泌物，容易引起感染等。

更年期综合征防治

1. 心理调适防治

要正确认识和区分更年期与更年期综合征的关系，更年期是每个妇女都要经历的生命过程，但更年期大多数妇女没有异常的感觉，或者只有轻微的症状，不致影响工作和生活。只有大约10%~30%的人才会出现严重的症状。即使得了更年期综合征也不必恐慌和忧虑，只要正确认识和积极治疗是会平安度过这一时期的。

做好上述心理准备十分重要，进入更年期后要注意保持心情舒畅，善于自我排解，在日常生活中，要多参与社会活动，加强学习，接受新鲜事物，充实和丰富自己的精神生活，不要无所事事。与人相处要多看别人的优点，学会控制自己的情绪，做到互相尊重、谦让等。

出现焦虑、悲观、抑郁等消极情绪时，要及时向家人倾诉，以利于得到家人的理解和帮助。

2. 起居防治

注重生活规律，对饮食加以节制，以控制体重，保证充足的睡眠，一般每天睡眠不能少于 6 ~ 8 小时，如果睡眠不好或不足，容易引起第二天头晕、心跳加快、烦恼、注意力不集中等现象，增加了诱发抑郁症的可能，由于阴道抵抗力下降，容易引起炎症，要注意局部卫生，保持和谐的性生活，性生活前可使用一些润滑剂，以防止阴道干燥导致的性交疼痛。

3. 饮食防治

要注意荤素搭配，营养均衡，含量适当限制，以防营养过量加重肥胖，可多吃些粗粮，不要吃煎炸、过油的食物及含糖量高的食品。多吃绿叶蔬菜，以补充维生素 C 和维生素 D，限制胆固醇高的食物如动物的脑子、鱼子、肥肉、蛋黄、动物内脏等的食入。

对于功能性子宫出血或月经量较多的人要注意补充蛋白质、铁质等以防贫血的发生，平时可选用牛奶、鸡蛋、豆制品、菠菜、油菜、胡萝卜、西红柿等。

更年期还要注意减少盐的摄入，不要饮酒，不要喝咖啡、可可等饮料及浓茶。不要吃葱、姜、蒜、辣椒等刺激性食物。同时可选用银耳、菠菜、大枣、桂圆、百合、香菇、莲子、海参、甲鱼等滋阴补肾的食品。

4. 运动防治

应积极参加体育活动，这有利于减轻更年期不良反应，调节情绪，保持健康，顺利度过更年期。中老年妇女适时地系统地从事体育活动，还可以避免或减轻骨质疏松（45岁以上的女性，发病率约25%~29%），保持健美体形，避免过度肥胖，运动宜在环境优美的大自然中进行，这样既健身防衰，又舒畅胸怀，沐浴身心，陶冶情操，增长知识，体育运动应避免过度疲劳和剧烈运动，可适当配合欢快舒缓优美的轻音乐，这对于减轻疲劳，消除焦虑抑郁情绪很有帮助。运动项目可选择健身舞、锅庄舞、健美操、扇子舞、太极拳等集体性活动为主的运动。

5. 中药治疗

（1）桑菊茶：桑叶数片，菊花5朵，用开水冲泡或煎汤代茶，对更年期综合征中有头晕脑胀、烦躁失眠、视物不清、口苦耳鸣者有较好的疗效。

（2）桑椹膏：桑椹500克，加水煮烂，加入冰糖200克，以文火收膏，置冰箱中，每次服一匙，日服2次。服于更年期综合征中头晕目眩、失眠耳鸣、视物昏花、须发早白、健忘多梦等症状者。

（3）甘麦大枣汤：小麦 30 克，甘草 10 克，红枣 10
枚，煎水代茶饮，对更年期综合征中胆怯易惊、哭笑无
常、心烦不寐，心悸多梦者有较好的疗效。

胆囊炎，胆石症

胆囊炎、胆石症是胆道系统最常见的病变。胆囊炎
有急性和慢性之分，可以是原发性的，即不伴有胆囊结
石；也可以是继发性的，即继胆囊结石而发生胆囊炎。
急性胆囊炎是由于胆囊管阻塞和细菌侵袭而引起的胆囊
炎症。胆石症包括了胆囊结石、胆总管结石及肝内胆管
结石。胆囊炎和胆石症虽是两种不同的疾病，但临床上
互有关联，合并发生。中医属"结胸发黄"、"黄疸"、
"胁痛"、"腹痛"等病征范畴。

胆囊炎、胆石症在我国多见于城市和城镇，多发年
龄在 40 岁以上，以女性为多见，男女比例约为 1：2。
该病一年四季均可发生，无明显的多发季节。甘肃肃南
县高原牧区胆石症流行病学调查表明，因高原缺氧、高
脂饮食、长期大量吸烟、中度以上饮酒是胆石症患病率
明显增高的主要原因。胆囊炎、胆石症症状，多在暴饮
暴食，进高脂肪餐、剧烈运动、受凉、劳累、情绪波动

时发作。急性发作时疼痛局限于右上腹，并可向右肩背放射，疼痛呈持续性伴轻重交替，阵发性加剧。疼痛剧烈时，大汗淋漓，面色苍白，呼吸受限制，表现为浅而快的呼吸，上腹部压痛，肌紧张，有时触到肿大的胆囊，85%～90%的患者伴有恶心呕吐，部分患者伴有寒战发热。B超检查表现为胆囊炎波型或强光团伴声影。

胆囊炎、胆石症防治

1. 心理调适防治

精神情志的调适对防止该病的发作和减轻症状都有较大作用，中医认为，胆囊炎、胆石症的发生，与肝气不调有关。肝主管人的某些情志活动，当精神刺激过度，即导致肝气郁结，引起胆囊炎、胆石症的发作。因此，患者保持乐观开朗的精神状态，尽量避免情绪波动；对情绪不畅者，应立即设法找到疏散、宣泄不良情绪的方法和途径。比如通过语言交流，赋诗作画，看喜剧电影等排解心中的烦恼，尽快摆脱不良的心情，解除精神压力。

音乐有明显的陶冶情操、调情绪的功能，能使人积极、乐观、开朗、恢复信心，还可改变自己的不良行为习惯，节奏轻快的音乐，旋律优美的舞曲，使人感到振奋、鼓舞，心旷神怡，老年朋友不愉快时，还可听听轻松欢快的音乐，跳跳中老年迪斯科舞或节奏缓慢的交谊舞等，既能欣赏舞曲的优美旋律、陶冶性情、释放紧张情绪，又能锻炼身体，控制体重，降低胆固醇，预防胆囊炎、胆石症的发生，且能促进胆囊蠕动，加强胆总管收缩，有利于炎症的消防和结石的排出。

2. 行为习惯防治

胆囊炎、胆石症的发作，常与饮食、受凉、劳累等因素有关，因此要尽量避免这些因素的发生。

饮食不当是诱发该病最常见、最主要的诱因。因此，必须养成良好的饮食卫生习惯。如饭前便后要洗手，生吃瓜果应洗净，搞好环境卫生等。

随着年龄的增长，进入老年期后，肌体的消化功能日渐衰退，胃肠功能减弱，对油腻食品极不易消化，故应忌食辛辣煎炸及过于油腻的高脂肪饮食，尤其是富含胆固醇的饮食，如肥肉、动物内脏、脑、老母鸡、蛋黄、奶油、鱼子、带鱼等。饮食以清淡素食为主，适当进食一些富含蛋白质和糖类的食物，以保证热量的需要。多吃豆类食品及豆制品有利于防治胆固醇性胆结石。食植物油如豆油、花生油、玉米油、麻油等有利胆作用，不必限制。

该病在急性发作期或疼痛剧烈并伴有黄疸、发热者，应暂予禁食，病情缓解后应采用高碳水化合物流质饮食。

中医认为，胆为六腑之一，以通利为顺，若因炎症、结石等阻塞胆道，胆汁排泄不畅，就会引起疼痛，即所谓"不通则痛"、"通则不痛"。因此，可常食一些富含粗纤维的食物，如芹菜、菠菜、萝卜等，有利胆作用，能帮助脂肪的消化和吸收。另外，养成定时排便的习惯，保持大便通畅，有利于胆汁的排泄，防止胆汁郁积不通，可较好地预防胆囊炎，胆石症的发生、发作。

3. 饮食防治

（1）菊花脑汤，菊花脑 60 克，洗净，煎汤饮喝，可清肝利胆。

（2）香菇萝卜汤。萝卜 200 克，洗净，切成条状或块状；香菇 30 克，浸泡洗净，瘦肉 250 克，先用瘦肉煮汤，再入萝卜，香菇，待萝卜烂后再加食盐、味精、适量麻油，分数次服用，可经常食用。

（3）凉拌马兰头，马兰头 500 克，洗净，在沸水中烫数分钟，取出切碎，加入香干丝，榨菜丝、盐、味精、醋、麻油等适量，拌匀食用，可常食之。

4. 按摩防治

（1）按胁肋。左手贴于右胁肋前，右手掌置于左手掌上，自上而下，反复按摩 50 ~ 100 次，若有压痛点，则着重按摩压痛点，每日 2 ~ 3 次。

（2）按摩阳陵泉穴，双手拇指分别按揉下肢阳陵泉穴，每次 10 分钟，每日 3 次。

5. 艾灸防治

（1）患者侧卧，点燃艾条，距肚脐 5 厘米左右灸之，不断旋转，使患者有温热感，以能耐受为度，每次 10 ~ 15 分钟，每日 1 ~ 2 次，至疼痛缓解或消失为止。

（2）食盐研细后经锅炒制，取 8 ~ 10 克，令患者仰卧露腹，将食盐填于脐眼，厚约 0.3 厘米，直径 2 ~ 3 厘米。在上置艾炷 1 壮，点燃，待烧至刚有温热感时，用烫匙压灭其火（注意不宜烧得太过和压得太猛，以防烫烧），再烧一壮，脐部有明显的烧灼感，向腹部扩散，至疼痛缓解或压痛减轻为止。

6. 中药防治

（1）金钱草 30 克，煎服，每日 1 剂。

（2）生大黄粉、鸡内金粉、郁金粉各 1 克，吞服，每日 2 ~ 3 次，用于胆石症，可利胆化石。

（3）成药，利胆化石丸，金胆片，金钱草冲剂，十味蒂达胶囊等均可平时服用，以防胆囊炎、胆石症发作。

若胆囊炎、胆石症发作经以上方法调治后症状加剧，胆囊肿大且紧张度较大者，或腹部压痛及肌紧张明显，范围较广者，或伴有黄疸加深，寒战发热者，应及时送医院就诊，防止胆囊穿孔、化脓性胆管炎、感染性休克等并发症的发生，否则将可能危及生命。

藏药防治

十味黑冰片，温胃消食，破积利胆。口服，每日2次，每次2～3粒。碾碎后服用。

十味蒂达胶囊，疏肝理气，清热解毒，利胆溶石。每日3次，每次2粒。

胃肠功能紊乱

胃肠功能紊乱是指存在消化道症状，但无法用器质性病变或生化异常解释的消化道功能性病变。该病的发生与精神因素有一定的关系，如精神紧张、过劳、家庭纠纷、生活和工作上的困难等干扰高级神经的正常活动，造成兴奋和抑制过程的紊乱，进而引起胃肠功能障碍。该病起病多缓慢、病程较长、反复发作，临床表现较为复杂，以胃部症状为主，患者常有呕吐、嗳气、厌食、上腹部不适或疼痛等；以肠道症状为主者，常有腹泻或便秘，左下腹或脐周阵发性疼痛、肠鸣、积气等。同时常伴头昏头痛、失眠焦虑、精神涣散等症状。有学者对高原驻训官兵功能性胃肠病发病率及心理活动水平采取多层次、整群、随机抽样的方法调查 1350 例，采用罗马 III 诊断标准设计问卷、进行流行病学特征分析，结果该部队功能性胃肠病总患病率为 36.0%（486/1350），主要表现为肠易激综合征 180 例（24.3%），其次是功能性腹痛 68 例（14.0%）、功能性便秘 58 例（10.9%）、功能性腹泻 43 例（8.8%）等，486 例中有318 例人表现为两种或两种以上症状，结论是功能性胃肠病是影响部队人群生活质量的一类常见病，患者有明显的抑郁和焦虑、精神心理障碍。

胃肠功能紊乱防治

1. 心理调适防治

消除不良的精神刺激，使病人了解疾病的性质、起病原因等，以解除思想顾虑，提高对待该病的正确认识，增强治愈信心，并发挥主观能动性，避免不良精神刺激和忧思怒，保持身心愉快。

2. 起居行为习惯防治

要形成良好的生活习惯，适当参加劳动及体育锻炼，以增强体质，引导病人养成良好的作息习惯，保证充足的睡眠，多参加文艺活动，注意劳逸结合。

3. 饮食防治

胃肠功能紊乱是慢性发作性的疾病，在该病的防治中饮食调节非常重要。首先应养成良好的饮食习惯，多食清淡，少食肥甘油腻，煎炸及各种刺激性食物，避免过甜、过酸、过冷、过热、粗糙及坚硬的食物。每日三餐或加餐应定时定量，且间隔的时间也应合理，平时应少食或不食零食，以减轻胃肠的负担；饮食宜温、软、缓，烹调宜用蒸、煮、熬、烩等方法；食物在口腔内应充分咀嚼后慢慢咽下，使食物与唾液充分混合，以利于消化吸收；在病变的急性发作期应少食多餐，饮食以少而清淡为宜，切忌吃辛辣刺激性食物；腹部胀满明显者，宜少吃易产生气体的食物，如大豆、牛奶、生葱；呕吐较重者，因失水较多，在饮食方面需适当补充液体，可给鲜果汁、米汤、蛋汤等；腹泻较重者，除应补充液体外，还要补充易于消化吸收，且含有蛋白质、多种维生素、无机盐等营养丰富的食物，如瘦肉、淡水鱼类、大米稀粥、果汁等。禁食生冷、辛辣、油腻及容易刺激肠道蠕动和产生肠胀气的食物，如葱、黄豆等。对便秘者可多食含粗纤维较多的蔬菜、水果。

4. 运动防治

太极拳对胃肠功能紊乱有一定的效果，每日进行 2 次。一般可在餐前 1 小时至 20 分钟内进行。

5. 按摩防治

以脐为中心，双手重叠，劳宫穴相重，对准肚脐，顺时针，由小到大转圈揉 36 次，最后定点在脐。注重转揉最大圈时，上至剑突下，下至耻骨联合，不要再加大。揉时用力要轻缓，手掌触及皮肤或衣服，腹部有感觉即可。

6. 中药防治

（1）藿香、生姜各 9 克，水煎，分 2 次服，用于恶心呕吐者。

（2）鸡内金、莱菔子（炒研）各 12 克，分 2 次服，适用于食少纳呆者。

（3）怀山药 60 克，熟鸡蛋黄 3 枚，糯米 200 克，将怀山药、糯米同煮成粥后，调入鸡蛋黄搅匀后早、晚服食，适用于肠胃功能虚弱而久泻者。

藏药防治

坐珠达西　舒肝，健胃，清热，愈溃疡，消肿。每 2~3 日 4 丸，清晨开水泡服。

脂 肪 肝

脂肪在肝中过量存积，称为脂肪肝，其主要病理变化是脂类在肝中发生代谢障碍，造成脂肪肝的原因有：①肝脏中的脂肪来源太多，如高脂肪、高糖饮食；②肝功能障碍，肝脏合成和释放脂蛋白的能力降低，以及氧化脂肪酸的能力减弱；③合成磷脂的原料不足，特别是胆碱或合成胆碱的蛋氨酸缺乏等。脂肪肝早期可见食欲增加，体形肥胖，病变过程中常有肝区或上腹部疼痛，多数肝脏肿大或轻度肿大，无黄疸和蜘蛛痣，慢性脂肪肝可引起肝细胞纤维性变化，造成肝硬化，损害肝脏的正常功能，故应高度重视。据四川省医疗专项援藏队对西藏昌都地区 64 例脂肪肝患者体检发现，由于高原缺氧长期作用于肝脏使肝细胞发生结构与形态学改变，如适应能力差，则必然引起机体器官结构变化。在 64 例患者中世居高原但无饮酒史者 CT 表现为轻度阶段性脂肪肝，非世居高原且无饮酒史但有高原工作经历者表现为中度阶段性脂肪肝，世居高原且饮酒超过 10 年伴有肥胖者表现为重度弥漫性脂肪肝。这说明高原缺氧与独有的地理环境、生活习惯与脂肪肝有明显关系。

脂肪肝防治

1. 心理调适防治

保持良好的心理状态，避免不良的精神刺激，对该病的病因和病变机理应有正确的认识，消除不必要的思想顾虑，树立战胜疾病的信心。

2. 起居行为习惯防治

养成良好的生活习惯，早睡早起，慎寒温，调起居，经常进行体育锻炼，参加力所能及的体力劳动，注意动静结合，劳逸适度，控制体重，防止肥胖，戒烟忌酒。

3. 饮食防治

对脂肪肝采用食物治疗目的是选用适合的食物以保证肝脏功能，在保肝的同时应控制总热量，限制脂肪，减轻体重，以便动用患者体力积聚的脂肪。因此，在饮食上应掌握以下原则：①控制总热量，每日每千克体重供给热量 15～71 千焦；②蛋白质每日供给 80～100 克；③脂肪每日供给 35～50 克；④糖类每日供给 200～300 克；⑤采用去脂性的食物，如蛋白、奶渣（脱脂）、燕麦、面粉、上等白米、甲鱼、海水鱼等食物；⑥供给含糖量低的新鲜蔬菜、水果；⑦忌食肉汤、鸡汤、鱼汤以及刺激性调味品等，尽量不吃甜食；⑧烹调宜采用蒸、煮、炖、熬、烩等方法，忌用油炸、油煎、油炒的方法；⑨食盐能促进食欲，故脂肪肝患者宜少食盐；⑩以一日进餐 3~4 次为宜。

常用的食疗方如下：①桂圆甲鱼：桂圆肉 30 克，甲鱼 1 只（250 克左右），怀山药 30 克，先用热水烫杀甲鱼，然后切开，洗净去内脏，同桂圆肉、怀山药一起放在锅中，加适量水，用文火炖熟烂。每日一次，每次 1 小碗，加调味品食用。②松花蚌肉：松花蛋 10 个，蚌肉 150 克，将蚌肉煮熟，松花蛋捣烂，然后把蚌肉与松花蛋拌匀，每日 1 次，分 10 次服完。

4. 运动防治

运动疗法可使身体得到全面的锻炼，增强机体对各种外界环境刺激的适应能力，促进肌体和器官的功能恢复。可根据个人的爱好，做适合病人情趣的既安全而又不致过于疲劳的运动。

主要选择体育项目：①太极拳，太极拳动作柔和、稳定、圆活、缓慢，特别适用于老年人的体弱有病者练习。打一套简化太极拳，一般速度为 4~6 分钟，慢练达 8~10 分钟。每日 2 次，早晚各 1 次；②散步、慢跑、保健操，能有效地减少体内脂肪，防止高血脂，减轻体重，防止肥胖，对脂肪肝的防治有一定的益处，可视患者的体质状况，每日进行2～3次，每次8～20分钟，运动量的掌握一般以心率（脉率）作为衡量指标，即运动心率以不超过"(170－年龄)/分"为宜，如60岁的老人运动心率不应大于170－60＝110次/分。

5. 按摩防治

（1）足底按摩，取坐位，左手持右脚，右手半握拳，食指弯曲，用第一指间关节，顶点为施力点，轻轻叩击或按揉右脚掌第四趾骨与第五趾骨之间，每次20～30分钟，隔日1次或每周按摩2次，7～10次为一疗程。

（2）指针疗法，用拇指或中指指端放在足三里穴位上，连同皮肤及皮下组织一起作环形转动揉按，注意勿使手指与皮肤呈磨擦状态。每次30分钟，每日1～2次，20次为1疗程。

6. 艾灸防治

在足三里穴上，点燃艾条，温和施灸，每次20～30分钟，每日1次，10～15次为1疗程。

7. 中药防治

（1）阿魏膏：阿魏10克，薄荷油适量，研末调油，摊于布上，贴于右上腹部。

（2）桃灵丸：桃仁、五灵脂各 15 克，微炒为末，加米醋制成丸，如小豆粒大，每服 6 克，1 日 2 次，温开水送服。

（3）姜附散：姜黄 18 克，炒香附 15 克，研细末，每服 3~6 克，1 日 2 次。

藏药防治

七味铁屑胶囊　行气活血、平肝清热止痛。每日 2 次，每次 2 粒。

便　秘

进入高原后由于缺氧使消化腺的分泌和胃肠蠕动受到抑制，除胰腺分泌稍增加外，其余消化食物的唾液、肠液、胆汁等分泌物较平原减少，肠胃功能明显减弱。因此，可能出现食欲不振、腹胀及便秘、上腹疼痛等一系列消化系统紊乱症状。在高原生活了一段时间后，可以逐步恢复。

便秘是指大便秘结不通，排便时间延长，超过两天以上，或虽有便意但排便困难。虽然便秘不是一个具体的病种，但对老年人的健康危害较大，历来都认为便秘是长寿的大敌。便秘的原因，老年人多气血亏损，津液不足或久病初愈，损伤气血。气虚导致大肠传导无力，血虚津枯，不能濡润大肠或年老体弱，大肠功能不足，蠕动减慢等。便秘的临床表现主要是食欲不振，精神疲乏，脘腹胀闷等。

便秘防治

1. 心理调适防治

避免忧郁的精神状态，激发患者的精神情绪，以利肌体机能的活跃。

2. 起居行为习惯防治

便秘患者应养成每日定时排便的习惯，要多参加文体活动和适当的体力劳动，以提高食欲，增加进食量，同时促进肠道蠕动，以协助排便。

3. 饮食防治

大便是由食物的残渣及水分组成的。因此大便的数量和次数有密切的关系，为了预防和治疗便秘，应注意以下几点：①每天早上起床后喝一杯淡盐水，能使肠道保持足够软化大便的水分，对大便通畅有益处。②多食特别是粗纤维多的蔬菜，如芹菜等。因为这类蔬菜既可供给人体丰富的维生素 C，又能提供足够的食物残渣，刺激肠壁，促进肠蠕动。多吃能产生气体的食物，如黄豆、萝卜等，可能刺激肠道的蠕动，增加肠内容积，促进排便。另外还可多吃新鲜水果，如苹果、香蕉等，以增加肠内水分，滋润肠道。③体重正常，血脂不高的病人，可多吃一些油脂高的食物，血脂高的病人，可在烹调时多加点植物油。④不要进食刺激性的食物，如辣椒、浓茶、酒类等不利于大便的通畅，故不宜食用。

常用食疗方：①取蜂蜜、猪油等量，放碗内隔水蒸熟，早晚空腹各服1匙；②取鲜菠菜250克，开水煮3分钟，捞出，以芝麻油拌食，每日早晚各1次；③取黑芝麻秆250克，水煎后去渣，加入蜂蜜适量服下，连服3～5日。④取白木耳30克，海参20～30克，猪大肠150～200克（洗净，切成小段），加清水适量同煮，以食盐、味精调味服食。

4. 运动防治

运动疗法能提高整个机体的紧张度，有利于加强生理排便功能，具体方法如下：①练习腹肌和腰部的动作，如仰卧起坐、高抬腰踏步等；②扭腰甩臂，甩动的两手要拍击腰部及脐部；③练习肛肌运动的腹式呼吸，吸气时鼓腹并放松肛门、会阴，呼气时收缩肛门、会阴，气呼尽时稍有停顿，再进行吸气，如此反复6～8次。

5. 按摩防治

取站立位，腹肌放松，用两手掌于脐旁和小腹两侧，顺序按摩天枢穴、大横穴、腹结穴、关元穴、气海穴，从上到下作顺时针方向施加按摩，使腹部感到温暖舒适，每次 10～15 分钟，每日早晚按摩一次。

6. 中药防治

①决明子 10～20 克，每日开水泡服或煎服代茶，适用于高血压病人的便秘症；②生首乌 10～30 克，煎服，高血脂病人便秘可用；③番泻叶 3～6 克，开水泡服，适用于各种便秘症；④麻仁丸，每次 3～6 克，每晚睡前服一次，适用于燥热内结型便秘症；⑤大黄适量，切碎捣烂，加醋适量，炒热，敷神阙穴，1 日 3 次，1 次 30～60 分钟。

7. 热敷疗法

以生粗盐 250 克，急火炒，用纸包裹，外再包布，敷腹部、腰背部，每次 15～20 分钟，每日或隔日 1 次，15～20 次为 1 疗程。以上各方若使用无效，或停用后便秘如故，需到医院就诊。

藏药防治

六味能消胶囊　宽中理气，润肠通便。适用于胃脘

胀痛、厌食、纳差及大便秘结。口服，每日 3 次，每次
2 粒。

慢性支气管炎

慢性支气管炎是指气管、支气管、支气管黏膜及其
周围组织的非特异性炎症。临床症状有慢性咳嗽、咳
痰、喘息等。多缓慢起病，开始症状轻微。如吸烟、接
触有害气体、过度劳累、气候变化或受冷感冒后，则引
起急性发作，或由上呼吸道感染迁延不愈，演变发展而
成。好发于冬春季节，到夏天气候转暖时多可自然缓
解。病情常因反复发作而加重，可并发阻塞性肺气肿，
甚至肺动脉高压、肺源性心脏病，是一种严重危害人们
健康的常见病，尤以老年人为多见。所以，积极开展对
慢性支气管炎的早期防治具有重要意义。高原慢性支气
管炎的临床特点是年龄越大慢性支气管炎病程越长，多
病并存率越高，由于长期高原缺氧，呼吸困难，慢性咳
嗽等易并发慢性阻塞性肺病、肺心病等严重并发症。

慢性支气管炎防治

1. 起居行为习惯防治

（1）戒烟。吸烟和慢性支气管炎的发生有密切关

系，已患此病的病人，应当绝对戒烟，不管支气管炎发展到什么阶段，戒烟以后症状能减轻。

（2）预防感冒。一般认为病毒感染对慢性支气管炎的发生、发展起重要作用。50%以上的慢性支气管炎由感冒引起，故预防感冒可以减少慢性支气管炎的发病和急性发作。

（3）耐寒锻炼。慢性支气管炎和容易感冒的人，呼吸道防御功能比正常人低，对寒冷刺激的耐受性较差，尤其对冷热突变的适应性较差。因此进行体育锻炼的同时要进行耐寒锻炼。耐寒锻炼应该从夏到冬逐步适应，天气刚冷时，衣服不要一下子增加太多，尽量不戴口罩防寒，早睡早起，多进行户外体育活动，呼吸新鲜空气，用冷水洗脸、擦身和洗澡是耐寒锻炼的一个好办法。冷水洗澡后用干毛巾擦全身，直到皮肤发红，这样加速血液循环，能增强抗寒能力。年老体弱者，可以从每天早上用冷水擦洗鼻子开始，逐步扩大至用冷水洗脸，结合穴位按摩，能有效地预防感冒。

（4）搞好环境卫生，切断传播途径。感冒主要是呼吸道感染，通过飞沫传播。平时室内经常开窗通风换气，家中出现感冒病人要及时隔离，并进行空气消毒。空气消毒的方法主要为食醋熏蒸法。在流感等呼吸道传染病进行时，每天或隔天一次，连用3~6次，以控制流行。

（5）注意口腔卫生。对上呼吸道的炎症，如慢性扁桃体炎、鼻窦炎等要积极治疗，消除病灶，注意避免有害烟雾、粉尘及刺激气体对呼吸道的影响。

2. 运动防治

可进行呼吸锻炼。取直立、端坐或卧位均可。全身放松，腰带不宜过紧，用鼻吸气，不用猛力，呼气要悠长徐缓自然，也不可用力收腹，要顺其自然。总之，使呼吸动作自然、舒畅、不要勉强。通过以上锻炼可提高腹肌张力，增加肺活量，改善通气功能，使肺功能得到改善。

3. 中药防治

（1）口服中药防治。在流感发生季节，可服用板蓝根冲剂，每次 1 包，每天服用一次，预防感冒；经常服用黄芪精口服液，一次 10 毫升，1 日 2~3 次。

（2）外敷中药防治。桃仁、杏仁各 10 克，胡椒 2 克，捣碎调鸡蛋清敷足心涌泉穴，24 小时换药一次，连服 7 天；山栀子、桃仁各 6 克，苦杏仁、白胡椒、糯米各 7 克，蛋清适量，药物研成细末，与蛋清调成软膏，用纱布将软膏贴于背部第三、第四胸椎，宽度达两侧肺俞穴，每日换一次，6 日为一疗程。

藏药防治

十五味龙胆花丸　　清热，止咳化痰。用于支气管炎所致咳嗽气踹，声嘶暗哑。每日3次，每次6~8丸。

前列腺肥大

前列腺是男性内生殖器官之一，位于膀胱的下方，包绕在尿道的起始端。前列腺肥大又叫前列腺增生，引起老年男性排尿困难，也是最常见的老年男性疾病之一。

前列腺增生起病缓慢，早期并无明显的特异症状，而出现症状时已有明显的肥大。初期的主要表现是夜尿增多，一夜数次，有的往往因此而影响睡眠。以后可表现为会阴部不适，排尿费力，排尿时间延长，尿的射程降低，尿流变细，有的甚至呈点滴状。有时会因饮酒、受凉、便秘、久坐等原因而出现急性尿潴留等。早期单纯的前列腺肥大（经医院确诊排除前列腺癌者）可采用自我家庭防治的方法，一般可收到较好的效果。

前列腺肥大防治

1. 心理调适防治

前列腺肥大的原因目前并不十分清楚。有人认为与情志不舒有一定关系，故平时要注意保持心情舒畅，自寻乐趣，以使心胸开阔。由于夜尿增多，尿解不便，容易引起失眠和情绪低落、忧虑等。要通过积极的自我防治，尽早改变现状，减轻症状，以利于心情愉快。

2. 行为起居习惯防治

适当节制性生活，以减少前列腺充血。同房时不要采用体外射精的方法，有手淫的要戒除手淫。禁烟酒，尤其要禁酒。不要久坐和长时间地骑自行车。注意保持大便通畅。以防便秘引起的大便时腹压增加致前列腺充血。注意保暖，尤其是腰部以下不要受凉。多饮水，以保证正常的尿量，有利于前列腺分泌物的排泄，减少刺激症状。有的人通过晚上不喝水的方法，甚至晚饭前不再饮水来防止夜尿增多是不可取的。

3. 饮食防治

中医认为此病系肾气不固，膀胱气化不利所致。所以在饮食方面宜增加补气、固肾、营养丰富的食物的食入。忌食辛辣食物，以及油炸的油腻过多的食物，饮食宜清淡。

4. 运动防治

局部的运动能加速会阴部、骨盆及腰部的血液和淋巴液的循环，有助于消除前列腺的炎症，减少前列腺肥大的发生、发展。具体方法如下：

（1）仰卧，两手交叉枕于头后，两脚伸直，稍分开，缓慢自然呼吸。然后用力收缩腹部肌肉。同时肛门紧缩上提，在呼吸 3~6 次后，再放松肌肉。如此反复 3~5 次。

（2）仰卧，两手交叉枕于头后，膝弯曲，脚后跟着床两脚分开约 20~30 厘米，缓慢呼吸。然后用力将背、腰、臀部向上挺起。同时会阴收缩，用力上提肛门，呼吸 3~6 次后，肌肉放松，姿势复原，如此反复 3~5 次。

（3）仰卧，弯左腿，以双手将左膝抱紧于胸前，同时吸气，还原时呼气；换右腿动作同前。反复 3~5 次。

（4）直立，两脚自然分开，两腿伸直，不要弯曲，双臂抱合，以左手抱握住右肘，同时以右手抱握左肘，弯腰，让双臂尽可能触及膝盖，吸气，上提肛门，呼气时放松肛门，如此呼吸 3~5 次后身体复原，肌肉放松。

5. 按摩防治

（1）按摩小腹。取仰卧位，两手同向相叠，旋摩小腹 100~300 圈，初始时可少摩些，以后慢慢增加次数。

（2）推擦腰骶。取坐位或站立位或俯卧位。以两手上下推擦腰骶部，每次推擦 5~10 分钟，至局部产生温热感为止。

（3）按揉关元。取坐位或仰卧位。以中指的指腹，按揉关元，每次按揉 3～5 分钟。

为了提高疗效以上按摩宜早晚各一次。

6. 中药防治

（1）食疗法。白茅根 15 克、车前子（包）10 克，水煎服，每日一剂，分两次服用。生南瓜子（晒干之干品）30 克左右，去壳服之，一次服完，连续服几天。

（2）熏洗方。取防风、荆芥、小茴香各 50 克，煎汤熏洗，待水温降至 40 度左右（以能耐受为准，要注意防止烫伤）时坐浴，每次坐浴 20 分钟以上。

对前列腺增生，在性质没有确定的情况下不能盲目在自家治疗，只有在医院确诊为单纯前列腺肥大且病情较轻者，可选用上述方法进行防治。当病情较重或出现排尿困难等情况时，要及时到医院进行诊治。

泌尿系感染

泌尿系感染是指对尿道及膀胱感染性疾病的总称。临床以尿频、尿急、尿痛，伴腰酸、下腹坠胀、乏力、食欲下降，少数病人有血尿等临床表现。本病多见于女性，这是因为女性尿道短而直，加之阴道与肛门邻近，极易使病毒从尿道口逆行进入泌尿系统。

对泌尿系统感染的治疗，通常选择有效且毒副作用小或无毒副作用的抗菌素，急性期应给足量，症状控制后，维持量治疗 4～6 周。条件许可时，结合尿培养及药物敏感试验选择抗菌素。高原地区妇女绝经较早，绝经妇女由于雌激素缺乏导致泌尿生殖道黏膜变薄、阴道糖原减少，对细菌的防御功能下降，尿道、阴道易发生反复感染，是绝经后妇女的常见病。

泌尿系感染防治

1. 心理调适防治

泌尿系统感染患者，有的是由于排尿不畅，尿液潴留而致。排尿不畅，部分是泌尿系统器质性病变所致，也有部分是由于精神因素所致，对于后者就应适当调节其心理状态。若是过度紧张所导致的尿潴留，应进行自我释放，转移注意力，多想想一些成功的经验，幻想高山飞瀑的壮观和大河流水的酣畅，以利于排尿反射的恢复。

2. 起居行为习惯防治

泌尿系统感染多数是细菌自外阴部逆行而致，因而良好的卫生习惯对于防止该病具有重要意义。

应养成便前便后洗手的好习惯。便后洗手，这一点大多数人能做到，而对于便前洗手，则不太容易理解。这是因为，细菌无处不在，人的双手极易感染上细菌，若小便时不先清除手上的细菌，则细菌可经手自外生殖器感染泌尿道。因此便前洗手甚至比便后洗手更为重要。

勤换内衣裤。尤其是女性，防止细菌经内衣通过尿道而感染泌尿系统。应选用棉质、刺激性小、透气性好、大小合适的内衣。外生殖器每天分泌大量的分泌物，若穿着过小过紧的内裤，不利于分泌物的挥发，也易引起泌尿系的感染。

人在旅途，或是使用一些公用卫生洁具，应格外注意。使用前应先用84消毒液、来苏尔或洁尔阴，对卫生洁具进行消毒。最好使用沐浴设备等以防止交叉感染。

老年人还要养成良好的排便习惯，有便意时，应及时如厕，不可憋尿，尤其是冬天夜间。否则，膀胱过度充盈，轻者导致神经麻痹，重者引起逼尿肌驰缓，从而引发尿潴留，进而发展为泌尿系感染。夜间应少喝水，以减轻泌尿系统的负担。

3. 饮食防治

泌尿系统是人体代谢废物的一个重要排泄途径，饮食经消化道消化吸收后，部分水液和代谢产物由泌尿系统排出体外。因此，泌尿系感染的患者饮食宜清淡，忌食辛辣肥腻之品。可多食赤豆、绿豆、玉米须、冬瓜等具有利尿作用的食物，以促进体内毒素的排泄。

4. 运动防治

老年人肌肉收缩力逐渐减少，腹压降低，这些都不利于小便的排泄。因此，平时应经常做一些诸如收腹、提肛等提高腹肌及盆腔肌肉收缩力的运动。此外，老年人切忌过于安逸，应坚持生命在于运动的宗旨，能站不坐，能坐不躺。平素可根据身体状态，进行适当的体育锻炼，如跑步、散步、打太极拳、太极剑、打门球等，以提高机体的抗病能力，从固本着手，以减少感染病菌的机会。

5. 按摩防治

按摩能舒筋活络，抗病强身，适当按摩一些穴位和脏器所在部位，无论是在防治泌尿系感染上，还是对治疗泌尿系感染方面，都具有良好的作用。

（1）摩大腹。可以神阙为中心，由内向外逐渐摩腹，按顺时针方向转 18 圈，再逆时针方向转 18 圈，视个人情况，可作 2~4 个小节，以局部潮红并有明显的温热感为度。这样通过摩脐周围的气海、关元、天枢等穴，达到强肾益气，抗病驱邪的作用。

（2）擦小腹。用擦法，从神阙沿前正中线向下擦至耻骨处，每 36 次为一节，也可做 2~4 节。通过摩擦人小腹部的穴，促进尿液的排泄。

（3）揉肾区。可用双手轻轻地按揉两侧腹部，以补肾益气。

6. 中药防治

（1）车前草 50 克，水煎服，早晚各一次。

（2）金银花、蒲公英各 15 克，甘草 6 克，水煎服，早晚各一次。

以上两方主要用于泌尿系感染的急性期。一般连服 3~5 天。

藏药防治

十八味诃子利尿丸　益肾固精，利尿。用于肾病，腰肾疼痛，尿频，小便浑浊，糖尿病，遗精。每日 2 次，每次 2~3 粒。

失　眠

　　失眠是指经常难以入睡，睡时易醒或醒后不易再入睡，严重者整夜不能入睡。患者由于睡眠不足，白天精神不振，注意力不容易集中，甚至影响食欲。长期失眠的还会伴有耳鸣、健忘、头昏、脑胀、容易发怒等。有的还会造成心理负担加重，长此以往还有可能引起焦虑、忧虑等。失眠的自我防治，只要长期坚持，往往能取得较好的效果。其防治方法主要包括：高原特殊的自然环境对人的影响是多方面的，然而神经系统对高原高寒最敏感，易受影响，出现一系列的神经功能失调症状。慢性缺氧可使大脑的感觉和智力的敏感度降低，记忆力和分析能力丧失。高原低氧对神经机能的影响导致睡眠结构的改变，引起失眠、睡眠质量降低。其结果加深了中枢神经系统功能的紊乱，使其对高原环境适应调节能力下降，甚至可能发生夜间睡眠呼吸暂停综合征等病症的病理、生理改变，使高原睡眠紊乱的机制变得更为复杂。

失眠防治

1. 心理调适防治

老年人的失眠有相当部分是由情绪引起的，随着年龄的增长，各种衰老表现，容易产生悲观情绪。当身体出现异常情况时，容易产生猜疑，担心得了这样那样的危重病症，这些都容易引起较大的情绪波动，甚至忧虑，致使夜晚不能入睡。对于这类情况，家人要多一些关心，要多给一些安慰，尽可能使其保持愉快的心情，有病的及时陪护到医院就诊、检查、以消除疑虑，老年人也要自己学会调节情绪，培养一些良好的兴趣和爱好，晚饭前后到入睡前不要谈论不愉快的事，不要看容易引起情绪波动的电视。如战争题材、武打片、激动人心的体育比赛等。

2. 起居行为习惯防治

（1）生活要有规律，不要打乱生物钟。

（2）午睡时间不要太长，如果没有午睡的习惯对于晚上的睡眠更有好处。

（3）劳逸适度，晚饭前后不要做重体力劳动和剧烈活动。

（4）不要养成依赖药物催眠的习惯。

（5）改变不良习惯，尽力戒烟和酒，晚饭前后不要饮咖啡、浓茶、更不要以酒催眠。

（6）临睡前不要过度用脑。

3. 饮食防治

在保证正常饮食的情况下，要忌辛辣刺激性的食物，同时增加一些有助于睡眠的食物，如莲子能补脑安神可防治夜多梦，促进睡眠。蜂蜜有补中养脾，除心烦的作用，每晚用少许蜂蜜和成蜜水饮用，不仅有利于睡眠，对防治便秘也有较好的疗效。此外，还可食用牛奶、龙眼、大枣、黄花菜、葵花子、核桃、花生、苹果、蘑菇、豌豆、蚕豆等食物，对睡眠均有一定的促进作用。

在利用食物防止失眠方面，择优录用食物的作用较为明显。择优录用的食物中除了富含碳水化合物（碳水化合物对神经系统有较好镇静作用）外，还含有较多的色氨酸。色氨酸能转化为五羟色胺，五羟色胺是由大脑神经细胞分泌出的，能抑制位于脑组织深部的网状激活系统的兴奋，有利于大脑进入休眠状态。老年期的失眠有不少与神经细胞分泌五羟色胺减少有关。因此，在临睡前饮用一些热牛奶对老年人的睡眠有帮助。

另外，睡前尽量不要吃东西（夜猫子型除外），晚餐不要吃得太饱或太少，否则对睡眠不利。中医自古以来有"胃不和，则卧不安"之说。

4. 运动防治

（1）清晨起床后，锻炼半小时。如打拳、做操等，有利于生物钟的正常运转。

（2）睡前1小时左右散散步，进行一些松散的活动，对入睡有一定的帮助。

5. 按摩防治

睡前泡脚以后，进行搓脚心的按摩，以及用拇指指腹对涌泉穴、太溪穴、失眠穴各按揉1～3分钟，对治疗失眠有较好的作用。

上床后，平卧缓慢旋摩全腹，并以中指指腹轻轻按揉印堂穴，对睡眠也有促进作用。

6. 艾灸防治

每晚睡前，用艾条（温和灸）悬灸百会穴10～15分钟，一般均可入睡，有的甚至在灸的过程中即入睡，临床观察效果较好。

7. 中药治疗

（1）食用方。鲜花生叶30克，红小豆30克，蜂蜜2汤匙，水煎服，临睡前2小时左右，吃豆喝汤。鲜百合 50 克，加蜂蜜 1~2 匙拌和，蒸熟后于临睡前 2 小时服用。

（2）用漫水泡脚也有较好的疗效，要注意的是及时加热水，以保持水的温度，但也不要过烫，关键是要坚持。

（3）药枕方。取菊花，荞麦壳，灯芯草各 250 克，制成枕头用，有助于睡眠。

藏药防治

二十味沉香丸　调和气血，安神镇静。用于偏瘫、高血压、肢体麻木失眠。每日 2 次，每次 5~7 丸。将药丸碾碎或水泡开后服用。

8. 音乐防治

临睡前，在安静的环境中听听柔和、优美的音乐，对睡眠很有好处，可以选用一些如《二泉映月》、《平湖秋月》、《仲夏夜之梦》、《军港之夜》的乐曲等。

骨质疏松症

骨质疏松症是指一种骨量低下骨微结构破坏，导致骨脆性增加的病症。它包括原发性骨质疏松症、继发性骨质疏松症和局部骨质疏松症。中老年人主要易患原发性骨质疏松症。

原发性骨质疏松症发生在男性老年期和妇女绝经期，其发病年龄较早，女性闭经后可很快出现广泛而显著的骨质疏松。男性发生较晚，程度也轻，其致病原因尚未完全明了，但肯定和以下四种四素有关：①骨骼肌肉缺少锻炼，骨内血液循环减少，使骨内基质和矿物质减少；②食物内缺乏钙质或肠吸收钙质不良；③性腺内分泌特别是雌激素减少，失去抗甲状旁腺激素作用；④肉食过多，从而使缓冲肌肉酸质的钙不足。

原发性骨质疏松症有疼痛、畸形和易骨折三大主要症状。疼痛多发生在腰背部，且进行性加重，在冬季疼痛尤为明显，驼背畸形。骨质疏松者，有时在轻微外力作用下即可发生骨折。

原发性骨质疏松症重在预防，老年人一旦发现骨质疏松，治疗就比较困难。青海省人民医院调查西宁地区老年健康人骨矿物含量正常值及骨质疏松流行病学特征。其结果：（1）按低于同性别性成熟期骨密度2.5s为骨质疏松的诊断标准，老年女性占35.48%，男性占13.79%。（2）按低于同性别性成熟期骨密度1s作为观测标准，老年女性占83.33%，男性占51.19%。他们的结论是，中度高原地区老年骨代谢有如下特点：A. 男性骨密度比女性高，相比有显著性差异（p＜0.001）。

B. 桡、尺骨均值与体重指数的关系符合胖者骨密度高，而瘦者骨密度低的一般原则。高原地区男性老人消瘦是罹患骨质疏松的另一种独立危险因素。C. 按 WHO 标准，女性骨质疏松为男性 4.9 倍。女性骨质疏松发生率之高，可以认为是高原地区骨密度流行病学特点。D. 以低于同性别性成熟期骨密度 1s 作为低骨量观测指标，女性高达 83.33%，男性为 51.19%。表明高原地区高危人群庞大，应该早期进行干预治疗。

骨质疏松症防治

1. 行为习惯防治

（1）多晒太阳。接受阳光照射，有利于钙的吸收与沉积，老年人应注意多晒太阳，一般每天 30 分钟以上，而且随着年龄的增长，应逐步增加照射时间，但要注意避免强光的直接照射，尤其是在夏季。

（2）防寒保暖。遇到风寒，易诱发骨痛和肌肉疼痛，尤以腰背脊柱为明显。故老年应注意防寒保暖。

（3）防止外伤。老年外伤后立即去医院就诊。

2. 饮食防治

老年人应多食含钙丰富的食物。我国营养供给标准中，老年人每日供钙为 600 毫克。老年人由于饮食结构不合理，摄入不足，所以应加强含钙丰富饮食的摄入。含钙丰富的食物有牛奶、猪骨、虾米皮、海带、发菜、乳酪、豆制品，乳粉，黄豆粉，银耳、大豆、木耳、紫菜、干黄花菜、豆干丝、豆腐皮、榨菜、豆腐、炒南瓜子、豆干、橄榄等。在蔬菜、水果中还有苋菜、香菜、芹菜、小白菜、柑橘、核桃仁等含钙质较丰富。

常用饮食方法：

（1）排骨黄豆汤。取排骨500克，黄豆100克，加水同煮至酥烂、汤浓。每日分3~4次服用，有强壮筋骨之效。

（2）海带虾皮汤。取海带100克，虾米皮20克，和水同煮熟，加调料即成。每日分3次服用，能补充钙质。

（3）虾米炒韭菜。取虾米50克，韭菜150克，加油盐炒熟，佐餐食用。

3. 运动防治

运动锻炼能加强肌肉和骨骼内的血液循环，减轻和延缓骨质疏松。因此，老年人应持之以恒地进行力所能及的身体锻炼。运动锻炼方式，下肢与脊柱以跑步最为合适，上肢以俯卧撑和引体向上为宜。老年人已存在不同程度的骨质疏松，运动量不宜过大过猛，以慢跑锻炼最为合适。有研究表明，青少年时期经常锻炼，肌肉发达，则骨骼坚壮，骨储备较好，其到了中老年，也不易发生骨质疏松。因此，预防骨质疏松严格地说，应从青少年时就开始运动锻炼，并持之以恒。

4. 中药防治

（1）加味二仙汤。仙茅、仙灵脾、知母、黄柏、补骨脂、川断、巴戟天、当归各 10 克。煅龙骨、煅牡蛎各 30 克（先煎半小时），水煎服。1 日 1 剂，早晚各煎服 1 次。2 周为 1 疗程，可服 2～3 个疗程。有补肾壮骨之效，适用于老年骨质疏松症属肾阳虚者。

（2）腰背痛方。当归、丹参、威灵仙各 10 克，香橼、佛手、玄胡各 15 克，红花 6 克，煅龙骨、煅牡蛎各 30 克（先煎半小时），水煎服。1 日 1 剂，早晚各煎服 1 次。10 天为 1 个疗程，可服 2～3 个疗程。有理气、活血、止痛之功，适用于老年骨质疏松症腰背痛患者。

藏药防治

六味壮骨颗粒　具有增加骨量，提高骨密度，增强骨的强度、韧性和弹性，预防骨折。每天 1 小袋。7～10 天为一疗程。服用 1～2 个疗程后，症状消失；3～4 个疗程，骨量明显增加。

腰部劳损

腰部劳损是指腰部除坚硬的骨骼以外的一切软组织慢性损伤的疾患，是既无急性外伤史，又无腰部特殊器质性病变的慢性腰痛的总称。其诊断病名很多，如腰肌劳损、腰椎骨质增生、肥大性脊柱炎等等。

引起腰部劳损的病因主要有积劳成损、外伤迁延和感受风寒湿邪等。这些病因可单独致病，但更多见的是诸种因素相互兼夹致病。

腰部劳损的主要症状就是腰痛、钝痛为主，疼痛部位多在腰部两侧或腰骶关节周围，少数可发生下肢的反射性疼痛。疼痛在劳累后加重，休息后减轻，日常工作多不能持久。站立、端坐时间过久即感腰部不适，做几次腰部屈伸旋转活动又稍觉轻松。受凉和阴雨天腰痛加重，受热和天气晴好腰痛又减轻，腰部有明显的压痛点，往往压痛点就是病灶所在部位。X线照片可有骨质增生等改变，各种化验检查均为阴性。

腰部劳损应以预防为主，其家庭防治方法大多有明显效果。中老年人可根据自己的不同情况选择。

腰部劳损防治

1. 行为习惯防治

（1）保持良好姿势。坐位、站立时，腰部不要过分前挺或身体向一侧倾斜。家务劳动从地面上搬拿东西，不可完全依靠弯腰接触物体，应双腰屈曲下蹲，靠屈伸下肢长度来拿东西和搬起物品。睡眠时身体也不要七弯八扭。注意这些可避免腰部姿势性劳损。

（2）忌腰部长时间固定不变。坐位伏案工作一次时间不宜过长，如需久坐，应在 1 小时左右起身活动腰部 1 次，站立时也不宜过长，或需站立时间较长者，应采用双足轮流稍息位。

（3）避免腰部感受风寒湿邪。居室要勤开门窗通风，并使阳光照进，保持室内干燥。劳动或体育运动后，衣裤汗湿者应及时更换。因热脱衣，凉后注意及时加衣。夏季腰部不宜久吹电扇，也不可卧在水泥地上，冬季要多穿衣服，防止腰部受凉。

（4）宜卧硬板床。卧硬板床，可使腰部肌肉放松，也有利于腰椎稳定，软床使腰部下沉过多，腰部也不稳定，腰部软组织容易长时间受到牵拉而发生劳损。如是棕棚床只要棕棚较紧，睡后较平的，也可使用，最好不用席梦思床。

2. 饮食防治

腰部劳损患者宜多吃具有理气、活血、通络作用的食品，如山楂、丝瓜、油菜、西瓜子、葵花籽、芝麻、金橘饼等。多吃补肾壮腰食物，如狗肉、羊肉、猪腰、韭菜、虾、核桃、粟子等。食品宜温，不宜生冷，可少量饮低度酒或黄酒。

3. 运动防治

腰部运动保健可改善局部血液循环，促进腰部组织新陈代谢，增强腰肌力量，是腰部劳损防治的重要措施之一。

（1）仰卧位腰部保健操。

①两手叉腰，两下肢交替直腿抬高至 60 ～ 70 度，缓慢放下，做 5 ～ 10 次。

②两手叉腰，两下肢交替直腿抬高至 40 ～ 50 度，缓慢放下，做 5 ～ 10 次。

③两肘、髋、膝关节屈曲 90 度支撑，缓慢将躯干抬起腾空，再缓慢放下。做 20 ～ 30 次，此次应循序渐进，逐步增加次数。

④两臂平放在身体旁，两下肢屈膝抬起，作出踏自行车动作，速度由慢到快，再由快到慢，反复交替，做 3 ～ 4 分钟。

上述保健操每日可做 1 ~ 2 次。

（2）立体腰部保健操。直立，两手叉腰，双足分开与肩同宽，依次作腰部前屈、后伸、左右侧屈、左右旋转和左右环转等动作，可重复做 8 ~ 16 次。每日可做操 1 ~ 2 次。

4. 按摩防治

腰部自我按摩有改善局部血液循环，促进代谢产物吸收，解除镇痛等作用，常用腰部自我按摩的手法有揉腰法和捶腰法。

①揉腰法。两手握拳，以拳眼或拳背部揉按两侧腰部肌肉和酸痛点，动作要有力，约揉 3 分钟左右，也可用单拳分别揉腰。

②捶腰法。两手握拳，以拳捶击腰两侧，上下来回捶击 3 ~ 4 遍，也可用单拳分别捶腰。

5. 中药防治

杜仲猪腰汤。取猪腰 1 副，去气筋洗净，杜仲 30 克，用布袋装好，放入锅中煨熟，加调料即成，1 日 1 次，连服 7 ~ 10 天为一疗程，可服 2 ~ 3 个疗程，有补肾壮腰之效，适用于虚证腰痛。

此外，腰部劳损疼痛较重，可自制宽腰带或去医药商店购买腰围固定腰部，以减轻腰痛。

颈　椎　病

颈椎病是颈椎间盘变性，颈椎骨质增生等颈椎老化所引起的综合征，亦称颈椎综合征或颈肩综合征，是中老年的常见病，发病率较高。有人认为我国西宁地区颈椎病发病率高可能与当地海拔高、空气稀薄、大气压低、氧分压低、寒冷、昼夜温差大、紫外线较强等有关。

颈椎病临床表现比较复杂，因受累的部位、组织、范围和程度的不同，其临床表现有很大差别。根据受累组织的不同，将颈椎病大致分为五型，即颈型、神经根型（该型最多见，约占颈椎病60%左右）、脊髓型、椎动脉型、交感神经型等，各型可单独发生，也可相兼为病。

颈椎病防治

颈椎病家庭防治较重要，特别是行为习惯的防治，对颈椎病的保健具有重要意义。

1. 行为习惯防治

（1）保持颈部良好的姿势。颈部的不良姿势有头偏向一侧看书、看电视、伏案写字眼睛离桌面过近等，这些不良姿势，加重了颈肌的不平衡，以致颈部更易发生慢性劳损。因此，养成良好的颈部姿势习惯，较为重要。良好的头颈伏案姿势是头颈端正，略向前屈，眼睛离桌面的距离大约 30 厘米，桌面或书面向自己有 20 度的倾斜面，能减少头颈前屈。

（2）避免颈部过度劳累。长时间颈固定不动，颈部肌筋易发生疲劳，长此以往，颈部容易发生劳损。如伏案工作的人，较易患颈椎病，就是这个道理。中老年人一次伏案工作时间不宜过长。如需长时间伏案工作，应每小时抬头前后左右活动一次头颈。

（3）防止颈部受凉，颈部遭受风寒、肌肉等组织中的小血管收缩、代谢产物堆积，肌肉就会发生痉挛。这不仅使椎体之间压力增加，肌肉也容易发生劳损。所以应避免夏季久吹电风扇、卧睡风口、冬季睡觉时被头不紧等容易遭受风寒的情况。

（4）宜睡低软枕头。中老年人的学习、工作以头颈前屈为主，所以夜间睡眠应睡低软枕头，使颈部略后仰，以缓解白天颈椎前屈给肌肉韧带组织带来的疲劳。如果夜间睡觉时枕头既高又硬，仍然把头颈处于前屈状态，这就容易患颈椎病。但是，对已患颈椎病者，如果骨刺等"突出物"主要在后侧，且仰头伸颈时症状加重，低头屈颈反而减轻时，则不宜低枕，适当高枕反而有益。一般情况下，正常睡眠时枕头高度以 8～10 厘米为宜。

2. 饮食防治

颈椎病饮食防治同腰部劳损。

3. 运动防治

颈椎运动保健不仅可以改善局部血液和防止颈部僵硬，而且可以增强颈部肌肉力量，对维持颈椎稳定和防止颈肌慢性劳损有重要意义。常用的颈椎运动保健操动作如下：

（1）预备姿势。直立，双足分开与肩同宽，双手叉腰，眼平视正前方，即头颈中立位。

（2）前屈后伸。自头颈中立位开始，先向前屈头颈，后回至中立位；再向后伸头颈，后回至中立位。向前屈头颈时，下颌应尽量接近胸部，向后伸头颈时，应尽量让眼看正上方。

（3）左右侧屈。自头颈中立位开始，先向左侧屈头颈，后回至中立位；再向右侧屈头颈，后回至中立位，左右侧屈时，头颈应尽量向肩部靠拢。

（4）左右旋转。自头颈中立位开始，先向左旋转头颈，后回到中立位；再向右旋转头颈，后回至中立位。旋转时应尽量眼看到正侧方。

（5）左右旋转。先将头颈自中立位尽量向前屈，然后向左环转头颈一周，回至原位；再向右环转头颈一周，回至原位，最后将头颈回于中立位。

以上（2）～（5）四节动作连续完成，然后再重复8～10次。

切勿每节单独重复进行，每日可做2～3次。做此操时动作一定要缓慢，这也是十分注意的。

4. 按摩防治

颈部按摩可以改善局部血液循环，缓解软组织紧张，消除颈肌疲劳，防止颈部僵硬。常用的颈部自我按摩手法如下：

（1）用双手拇指腹部的风池穴点按1～2分钟。

（2）用左或右手拇、食指自颈后拿捏颈椎两旁肌肉，或用双手拇指指腹拿捏。

（3）将一侧手经前方放至肩上部，用手指腹部揉按或拿捏冈上肌肉2～3分钟，再侧掌叩击冈上肌肉10次左右。

此法简单易行，可每日早晚各按摩一次，颈部疲劳不适时，可随时按摩。

5. 中药防治

丹参天麻汤。取丹参15克，天麻6克，水煎服。每日 1 剂，早晚各煎服 1 次，10 天为一疗程，可服 2～3 个疗程，有活血通络健脑之效。适用于椎动脉型颈椎病。

6. 牵引防治

颈椎病牵引是治疗颈椎病较为有效的方法之一，可在家中进行。以家庭中的床头为支点装上滑轮，吊上从医院买来的颈椎枕颌牵引布带即可牵引。牵引重量一般 3～5 公斤，每日牵引 2 次，1 次 30 分钟。治疗牵引一般持续 3～4 周，以后应继续保健牵引 8～12 周，牵引时间越长，颈椎病越不易复发。对此法没有把握者，应在医生的指导下进行。

藏药防治

沉香十七味丸　舒筋活络，促进血液循环，缓解颈椎病的症状。口服每日 1～2 次，每次 14～24 粒。或遵医嘱。

肿　瘤

肿瘤是一个不正常的组织，呈过度而不协调的生长，其诱发因素停止后，依然继续过度地生长。通常依据肿瘤的生物学行为（肿瘤的特性）和机体危害的程度，将其分为良性和恶性两类，有些肿瘤良、恶性难以区分，则称其为交界性肿瘤。

恶性肿瘤目前已成为一种常见病、多发病，严重地危害人类的生命和健康。癌症已成为城市疾病死亡率最高的疾病，在农村癌症已占疾病死因的第二位。癌症的危害仍是目前不可回避的现实，防治肿瘤工作已是人类共同的目标和愿望。

大多数学者认为癌症是多种因素促成的，包括外源性和内源性因素。

（1）外源性因素。科学家已证实80%以上的癌症病因来自人类生活环境。

化学因素：掏烟囱工人容易患阴囊癌，吸烟的人因吸进烟雾中所含的有害物质，易患肺癌。

物理因素：红外线、宇宙射线、X线等，如接触过多易患皮肤癌、白血病等。

生物因素：如黄曲霉毒素、乙型肝炎病毒可引起肝癌，血吸虫寄生在大肠内易引起大肠癌。

营养因素：多盐、高脂饮食，纤维素和维生素不足多与某些癌症有关。

（2）内源性因素。

精神因素：严重精神创伤、长期忧郁悲伤的人容易患癌症。

内分泌因素：女性进入更年期后，内分泌失去平衡，最容易患乳腺癌。

（3）遗传因素：绝大部分肿瘤与遗传无关，少数家庭中有肿瘤聚集特点，如视网膜母细胞瘤、乳腺癌及大肠多发性息肉癌变等。

年龄因素：年龄越大肿瘤发生率越高，肿瘤在某种意义上说是老年病，所以老年人若发现异常症状，应警惕恶性肿瘤，及时检查确诊，防治延误漏诊。降低肿瘤死亡率要靠治疗。肿瘤的早期发现、早期诊断和早期治疗是取得良好疗效、提高生存率的关键。大约有40%的癌症患者可以治愈。早期发现的食管癌经过治疗，95%的病人可以彻底治愈。中晚期食管癌只有10%能治好，与早期相比相差10倍。早期胃癌治疗后5年生存率达80%以上，早期乳腺癌5年生存率达98%，与正常人几乎没有区别。即使是癌中之王肝癌，手术后存活20年的也不是个别病例。因此癌症不但可以预防，而且可以治愈。所以说早期癌不可怕，而晚期癌可怕。西藏自治区人民医院和自治区藏医院根据17821人胃镜检查结果，认为高原胃黏膜易发生癌变可能与易受Hp感染，胆汁返流刺激多见及胃黏膜萎缩高发等因素有关。

肿瘤防治

目前治疗肿瘤的方法主要有：

（1）手术治疗。早期肿瘤手术切除病灶可以达到治愈目的。

（2）放射治疗。有些肿瘤不宜手术治疗，单独放疗可取得良好的效果，少数可治愈。如鼻咽癌、宫颈癌等。

（3）化学治疗。对不适合以上两种治疗者，可采用化疗如恶性淋巴瘤、白血病也收到良好的效果。

（4）免疫疗法。提高人体抗肿瘤免疫能力的方法，对某些肿瘤有一定疗效。但价格昂贵，不能广泛应用。

（5）中医中药。中医中药在抗癌研究方面取得了明显的进展，以扶正祛邪为主治疗原则，在综合治疗中做辅助手段，提高了肿瘤的疗效。

癌症的治疗往往是综合治疗，病人一定要按医嘱，配合并坚持每一项治疗，以获得最佳疗效。癌症治疗计划完成后还应长期与医生联系，定期去医院复查。

肿瘤的家庭治疗

1. 心理调适防治

医学研究发现忧伤、郁闷、愤懑、焦虑、恐惧都可作为癌症的诱发刺激因素，长期处于这些心理状态的人容易患癌，主要是这些长期的不良心理因素能抵制人的免疫功能，干扰自控细胞群的作用，使人的免疫监视作用降低，易患癌症。

因此，凡有上述情况者要加强体质锻炼，学会调节自己的情绪，保持积极向上的生活态度。树立信心，即使是遇到了较大的打击也要以积极的态度认真对待，以调动体内的抗病能力，减少肿瘤的发生。对于肿瘤，要从战略上藐视，战术上重视，既不要抱无所谓态度，也不要草木皆兵，庸人自扰。

2. 起居行为习惯防治

注意养成饮食卫生和营养均衡的良好习惯，不吃烫食、少吃刺激性食物。不吸烟，同时注意不要在烟雾的环境中久留，以防被动吸烟。不酗酒。不接触放射性物质，减少曝光中紫外线的伤害。从事与有害物质接触工作的如石棉厂及从事放射工作的要加强自身保护。减少农药接触的机会，不用洗衣粉擦洗食具、茶具和洗食用。不用有毒的塑料薄膜包装食品。不要长期服用激素类药物，注意性卫生，不过不洁的性生活。子宫颈糜烂的妇女，要定期检查，并认真治疗，防止癌变。对于身上的痣，不要经常去刺激它。保持大便通畅，保持适度的睡眠，一般应保证每天 6~8 小时的睡眠。

3. 饮食防治

减少脂肪的摄入量。适当增加富含维生素及纤维素的食物，做到荤素搭配，营养均衡。控制食盐的摄入量，控制饮酒，尽量不吃烧烤的食物，少吃熏腊制品和反复高温煎炸的食品。如烧焦的肉、鱼、油渣等。不吃用除草剂催发的无根豆芽，不吃霉变的粮食，特别是被黄曲霉菌霉变的花生、玉米等。不反复进食同一种食品。平时要适当增加抗癌防癌的食物的食入，包括多吃黄豆、蚕豆、豌豆、玉米、大蒜、萝卜、茄子、香菇、蘑菇、草菇、海带、花菜、大白菜、卷心菜以及山芋、黄瓜、红枣、花生等。研究发现，坚持饮茶对防治癌症有一定的作用。

4. 运动防治

缺少运动是导致疾病的温床。缺少运动也容易诱发肿瘤的发生。医学家詹姆斯·尤恩调查发现：癌症比较容易发生在富裕而不必劳苦操持生计的人身上，贫穷的人操劳终日，患癌症的机会反而少。他指出，缺少运动是引发肿瘤的重要因素之一。医务人员对 8 万多死亡病例分析发现，癌症死亡的病人中，生前运动量小的死亡率最高，劳动量最多者死亡率最低。因此，有计划地长期坚持不懈地运动锻炼，对于预防肿瘤的发生及肿瘤病人的康复多有着十分重要的意义。

5. 按摩防治

按摩用于肿瘤的治疗，目前研究尚不多，但是按摩可以提高肌体的抵抗力，增强机体的免疫功能，从而可以起到预防肿瘤的作用，长期坚持是能收到较好效果的。

（1）擦胸。每日晨起后，晚睡前，用手掌上下推擦胸部，上至颈下，下至剑突，每次推擦 3~5 分钟，至局部产生温热感。

（2）摩腹。每晚睡前取仰卧位，两手掌同向重叠，旋摩全腹 3~5 分钟。

（3）按揉足三里。取坐位，以左手中指按揉右腿上的足三里穴，以右手按揉左腿上的足三里穴，每穴按揉 3 分钟。

（4）按揉关元。取坐或仰卧位，以左或右手中指或食指按揉关元穴 3~5 分钟。

6. 中药防治

中药在防癌抗癌方面的作用已经越来越多地被证实。其作用主要表现在'功'、'补'两个方面。"功"表现在中药对肿瘤细胞的直接杀灭和抑制肿瘤细胞的生长方面。"补"是提高机体免疫功能方面，如中药可以提高白细胞的数量，从而使放化疗的副作用降低，给放化疗以支持。现选择一些简便易行的防癌抗癌中药食疗方供参考选用。

（1）田七香菇鸡。田七 10 克、香菇 5 克、仔母鸡一只约 250 克，大枣 10 枚，香油、精盐少许，生姜 3 片，葱白适量。将田七切成薄片，香菇以温水泡发，切成条状。鸡宰杀后去内脏，洗净备用。大枣洗净，泡发后去核，将田七、香菇、大枣及佐料一起放入鸡腹内，隔水蒸熟，调味食用。可以补气养血，活血化瘀，预防癌症，并适用于癌症病人气虚血少及癌症病人手术或放疗后体虚并有瘀积内聚、舌质紫暗者。

（2）豆腐香菇炖猪爪。豆腐 5 块，猪前爪 1 只，香菇 25 克，丝瓜 250 克。猪爪去毛洗净，香菇泡发，先以葱、姜、酒与猪爪一起炖熟，加入丝瓜、豆腐再炖至猪爪烂熟，调味食用，2 天内吃完，能养血、通乳、降脂、防癌。

（3）灵耳汤。白、黑木耳各 15 克，灵芝 15 克。白黑木耳均泡发洗净和灵芝一起加水和冰糖适量上锅隔水蒸 1 小时，吃木耳、喝汤，可用于动脉血管硬化、高血压及眼底出血等病的防治。

我们以上讲的这些慢性病的致病因素中，外因的作用远远大于内因的作用。因此，可以通过外因调控，用科学的生活方式来减少疾病，健康的钥匙就在自己手里。外因调控在著名的"维多利亚宣言"中概括为四句话十六个字：合理膳食；适量运动；戒烟限酒；心理平衡。

第七章　高原健康指南

来到高原的人，心理和身体都会受到海拔、气候、气压等方面的影响。

1. 初上高原"三不宜"

（1）不宜剧烈运动。进入高原地区后，高原反应的症状一般会出现在到达后的 12 ~ 14 小时左右。因此初上高原要缓步行走。

（2）不宜频频洗澡。高原地区要防寒保暖，千万不可感冒，因为感冒常常是高原肺水肿的主要诱因。

（3）不宜大量吸氧。高原反应如果不是很严重，最好不要大量或频繁地吸氧。吸氧虽然能暂时解除胸闷、气短、呼吸困难等症状，但停止吸氧后症状又会重新出现，延缓了适应高原的时间。在身体条件允许的情况下，给自身以调节适应的时间，慢慢地适应高原缺氧的环境。

2. 平和心态

专家发现长期移居高原的居民，再从平原到高原时发生高原反应甚少，适应也快。而初次到高原旅游者由于心情紧张，不能很快调动体内各种有利因素适应高原反应，因而产生高原急性反应、高原肺水肿、高原脑水肿者相对较多。

初上高原，首先要克服心理上的恐惧，既不能低估高原环境对人体的影响，也不能过分惧怕。既要注意身体感受的变化，也不能盲目将一切变化与高原反应联系在一起，加重心理负担。

3. 注意高原食宿

上高原前 10 天左右，可服用红景天，在抗缺氧、抗疲劳、抗寒等方面有一定的效用。旅行途中，一旦出现高原反应，适量地服用葡萄糖液，口服西洋参含片，也能缓解疲劳。

初到高原的人，消化功能会受影响，表现为胃张力降低、蠕动减慢，排空时间延长；同时，缺氧也使消化液分泌量减少。因此，主食尽量选一些易消化、吸收的食物，以软、流食为佳，如面条、稀饭等。同时注意蛋白质摄入，由于机体蛋白质代谢加强，必须食用足够的优质蛋白，如瘦肉、鸡蛋、鱼、牛奶、虾等，蛋白比例占到总能量的 15%，不可或缺。

维生素消耗量在高原缺氧条件下是平时的 2～5 倍。因此，副食应以清淡、富含维生素的蔬菜和水果为主，适当吃一些肝脏，补充维生素，能促进有氧代谢，提高机体的低氧耐力。

番茄、豆制品、橘子、茶叶等是不可多得的预防高原反应的佳品。它们富含维生素 E、维生素 C、大豆异黄酮等抗氧化成分，可以有效预防高原反应。

再好的食品也要吃适量，否则将会增加肠胃负担，使心肺负担加重，造成心慌胸闷，反而适得其反。每顿饭不能吃得太多，七成饱即可，尤其晚餐不可过量。

由于高原气候干燥，水分流失快，很多游客急于补水。其实，饮水过多对尚未适应高原环境的人不是好事，可能引起肺水肿。补水的同时减少食盐摄入，禁烟少酒，能减轻高原反应。每日饮水 3～4 升。

藏医保健养生

青藏高原平均海拔 4000 米以上，环境恶劣，空气稀薄，致病因素很多，极易形成重症、顽症、绝症，且交通不便，求医困难。正是基于这种客观实际，发展中的藏医保健养生遵循预防为主的保健养生宗旨，在实践中从防范入手，形成对人体呼吸、血液等系统的全力防护，组建三道健康"防火墙"，有效抵御外部病毒侵袭，驱除体内残存病毒，使人体保持健康状态。

1. 精神（道德）养生。自古以来，人们为了获得长寿，采取了不少办法，其中有营养方面的科学，也有心理方面的调适，还有防治方面的对策。但往往忽视了精神因素和道德的修养。

养生先养德，可以说是最佳的、治本的方法。藏族的《佛说养生经》中，已相当明确地提出了养生先养德在争取长寿、减少疾病中的重要作用。《佛说养生经》中的精神卫生，包括一个人的道德修养、语意、行为、信仰、人与人之间的关系等内容。在道德方面《养生经》要求，一个人想要长寿，就应做有利于他人的事，要尊敬别人，尤其是师长、老人、僧尼、父母，不要骂人、讲脏话，不要议论别人的长短，不要欺诈。还要保护好环境，劝告人们不要砍大树。在行为方面，要求人们不要犯罪，万一犯了罪，要立即悔改。要切实按佛教的"十吉祥"，也就是十戒去做，即不偷、不打人，要诚实、有礼貌、不占别人的钱财、不食言、不诅咒别人，甚至连不杀生也是其一。养德贵在实践，贵在持之以恒，贵在平时的一点一滴，一丝一缕的积累。

缺乏道德修养，唯利是图，整人害人的人，既要经常暗算别人，又要提防别人对自己的报复，终日陷入紧张、愤怒和沮丧的情绪状态中，大脑得不到休息，身体各系统功能活动失调，免疫力下降，是极易得病的。而心地善良、乐于助人的人，心境始终平静，精神乐观，思想愉快，机体运行是在正常的均衡状态下运行，没有外来干扰，良好的心理和精神能促进体内分泌更多的有益激素、镁类和乙酰胆碱等，这些物质能把血液的流量，神经细胞的兴奋调节到最佳状态，从而增强机体的抗病力和抗癌能力，促进人的健康与长寿。

2. 饮食养生和治疗疾病。

（1）藏医的治疗系统中，饮食疗法，一直受到高度重视。可能是受到唐代汉族中医传入藏区的医学思想的影响，藏医也曾提出，人患病时，最好首先用调理饮食的方法进行治疗，并注意起居养生。当饮食疗法失败后，才去寻求其他疗法。

藏医对饮食与身体健康及疾病的关系非常重视，并且有较明确的规定。传统的观念认为食物大致分为谷物、油脂、肉类、绿叶蔬菜和液态食物这几类。

谷物指稻米、小米、荞麦、青稞等等，这类食物可增加人体的精液，因为谷物都是甘味的，也易于消化。如大米属轻性，可使体内隆、赤巴和培根减少，而使精液增多，可治疗身体的肌肉松弛。骨折时应吃小米，但小米可使体内的炎症加剧。豆类的本性轻而甘、凉，治腹泻，可增加体内的血、赤巴和脂肪。除食用以外，还可用豆粉搓身。芝麻性寒，可增加体内精液，治疗隆病。油脂类性凉、重、味甘，对身体有补养作用，体弱、妇女及老年人更需要。酥油本性凉使人气色好，精力充沛，但酥油使人健忘，体力衰微。藏医重视油脂类食物，与民族习惯及高寒地势的自然条件有关。

肉类也是藏族常用食物，认为其药性凉、轻而粗，但平原上的动物肉的药性温而重，前者治疗培根发热症，后者对胃痛、背痛均有疗效。死动物的肉有毒，不可食用。绿叶蔬菜如生长在干燥地区，是温而轻的，但生长在潮湿地区者则药性凉而重。前者可治肾病和风湿病，而后者则可治疗发热性疾病。

在液态食物中，藏族最重视奶类和水的治疗作用。认为牛奶味甘，使人面色红润、皮肤有光泽，药性凉而重，可产生培根。奶牛的奶可治肺结核，对眩晕、咳嗽、口渴、尿频等都有一定疗效。山羊奶药性轻，可治呼吸困难、腹泻及因发热而出血的疾病。生奶药性重而凉，刚挤出的奶有如甘露，营养极好，但纯奶不容易消化。

藏医也非常重视水的医疗作用。认为可供医用的水有雨水、雪水、河水、泉水、井水、海水、森林水。其中雨水的质量最好，因为它在降落过程中，与日光、月光和风接触过，是有活力的，可以提神，轻似甘露。当然，最好是在开阔地区，用干净的容器收集的，其治疗质量最好。浑浊雨水或掺入杂物，又不见日光、月光的，则不能做医疗用。凉水可以治疗酒精中毒、昏迷、恶心、头晕。

藏医认为，酒精可助消化，有助于消化之火，其药性甘、酸、辛，可治失眠，也可治多眠症。适量饮酒，对瘦削的人有益健康；老酒对隆病、培根病有益。但饮用过多，则等于是饮毒药。

藏医还强调依据季节来调整起居饮食，适应环境，以达到养生长寿的目的。如在冬季，应当食饱，多吃酸、甘、咸味食物，芝麻等可涂搽，肉汤及油腻食物也可适当多吃。至春季，胃火不如冬季炽盛，消化力稍减，应多吃苦、辣、涩三味食品，如陈青稞、干燥地区蓄肉，饮用蜂蜜。至夏暑季节，宜吃轻性、甘性、凉性食物，不吃咸、辣、酸等味，及至夏末季节，高原雨季来临，胃火稍衰，反而要食用甘、酸、咸三味，并适当饮用干燥地区植物所酿之酒。及至秋季，食物应以甘、苦、涩味为本。总之，饮食应根据季节进行调整，切忌一成不变，更不要食用与季节相抵触的食物，以免有碍健康。

（2）调整日常生活：在这方面，西藏医学不同地区居民各有一套养生保健的方法。因为农民、游牧民族及现代居住在城市中的人各有不同的生活环境及体质需要，所以保健方式亦有异处。

西藏医学固然不鼓励过度地进食、睡眠及过度地性生活，但也不鼓励强度抑制这些自然的需要。健康的关键在于平衡，一切过度或抑制的自然生理需要都会危害人体健康。当然，出家人及受了戒的居士在性生活方面是有所限制的。

有些人很喜欢午睡。在藏医学的见解中，除了在春天外，午睡及日间睡眠并不利于健康。在春季，人们容易患上气类病，在午餐后略睡一会儿有利于防止患上气类病。

过度的睡眠对健康并无益处，而且可能是因进食不宜及缺乏运动而致的病兆。再者，现今的人很多有失眠的情况，往往依靠服食有严重副作用的药物入睡。在西藏医学中，有很多方法可以解决失眠问题，而且主要是依靠食疗及按摩等方法，并不存在后患。建议大家最好不要长期服用治疗失眠的西药。由于西藏民族多居于与大自然关系密切的地方，季节性的影响亦是不容忽视的。在不同季节中，藏医学分别建议多进食某几类食物及调整生活习惯以达保健之目的。例如在夏季，天气热、常有雨水，流汗及体力消耗较其他季节为多，所以必须多食轻性及凉性的食物，注意居室通风清凉及多在阴凉的地方闲坐歇息；此外，有一系列的食物在夏季不适宜多食。在这一点上，中医的传统饮食保健应该是类同藏医学保健的。

藏医高原食疗

儿童食养

孩子出生后，主要用母乳或牛奶喂养。待长到四五个月后，只喂乳食就不够了，必须加喂其他幼儿食品。为了婴儿的体质和发育，经常适量地喂食白蔗糖、白蜜、融酥，有时还适当地喂食煮的熟烂的绵羊肉或牦牛肉菜，以防治肌肤疾病；或者用诃子、阿魏、干姜、荜拨、胡椒、藏菖蒲、藏木香、大清盐、白山羊奶和酥油等配制成药酥，每七日一次，一次少许；或者用白芥子、藏菖蒲、光明盐、荜拨、川木香、喜马拉雅紫茉莉等配伍，在酥油中煎煮，制成药酥，隔几天喂服少许，可增强体力，延长寿命，防邪防病。儿童时期，正是长身体的阶段，宜进食含钙、铁、磷、维生素等营养丰富易消化的食物，适当的进食一些骨头汤、蔬菜、水果等。

少年食养

少年时期一般指 12～18 岁，是人生第二生长加速期。少年时期是长身体、长知识的重要时期。这一时期，各种生理机能也都逐渐成熟起来。在营养方面，对蛋白质、钙、维生素 D 等的需要量一般比儿童期高。因此，除了进食适量的主食外，副食一定要多吃一些含优质蛋白质的食品，如奶类、曲拉、蛋类、排骨汤、瘦肉、豆制品、血液、蔬菜、果品等。还要多吃一些含有粗纤维的蔬菜，如芹菜、大白菜、豆芽、苜蓿等。要少吃甜食，不宜过食辛辣、酸味食品，不宜饮浓茶，禁止喝酒抽烟。

青壮年食养

人在 18～40 岁时，身体精力充沛，生理机能活动有力，吃什么都能消化吸收，只要注意日常饮食，不必特别讲究食养。然而，到了 40～59 岁的中年期，是人体一生中由盛而衰的转折点，免疫功能较年轻时要降低一半，易于患病，并且不易自愈，尤其有一部分人，因受内外因素的影响，以及慢性疾病的折磨，过早地日趋衰老。这就更要注意食养，善于保养，使其机体少生疾病，减慢衰老速度。应该根据中年人的生理改变和工作负担重的特点，在饮食营养方面做相应的调整，以防止中年人营养不良，从而达到增进健康，延缓衰老的目的。供应给中年人的饮食，应包括三类：一类为保护生理功能的饮食，这类饮食能维持体内各种物质平衡，使新陈代谢和生理功能正常运行，包括绵羊肉、牦牛肉、牛奶、蛋、豆制品和蔬菜、水果；另一类为提供能量的食物，这一类饮食能给人体提供热能，能维持人体的正常活动，包括各类粮食、干豆类、植物油、动物油脂、糖类等；再一类为抗衰老食品，这类食品有促进细胞代谢、刺激和改善各种机体功能等作用，包括蜂乳、蜂蜜、花粉、大豆、香菇、各种蘑菇、木耳、银耳、芝麻、核桃、松子仁、牛鞭、鱼类等。

老年人食养

人到老年后，机体的各种生理功能不同程度地衰退，消化吸收功能减弱，内分泌机能衰弱，新陈代谢过程减慢，机体抵抗力降低，免疫功能减弱。藏医对老年人的营养尤其重视，强调老年人要注意保暖，常晒太阳。性生活适度，避免负重，避免过劳，避免用心过度。藏医认为老年人应该常用补养法，多食柏子仁、蜂蜜、白酥油、热糌粑，少食生冷食物和盐，多食小杜鹃、麻黄、茵陈、红糖、寒水石、五灵脂等补药，经常沐浴，即可延年益寿。用药方面，可以采用各种滋补秘方。如用诃子、毛诃子、余干子制成药酥，可以增强体力，使五官灵敏，治疗各种合并症，这种药油同时也是壮年人保持青春的良药。另外，将酸果、马钱子、干姜与蜂蜜配服，也能延缓衰老。总之，以良好的心态，掌握以上保健方法，就可以使你安度晚年。

科学把握长寿秘诀

长寿者饮食原则

合理的营养是减少疾病发生和延长人的寿命的重要条件之一，饮食则是提供营养的最主要途径。人进入老年期，人体生理功能逐渐衰退，新陈代谢变慢，消化功能减弱。因此，合理膳食，平衡的营养素，乃是老年人的主要饮食原则。

热量

从膳食中摄取的热量不宜过多。65岁以上的老人每天总热量应控制在1900~2400千卡以下。

老人热量来源应以碳水化合物为主，经常吃一些以玉米、小米、面粉、糯米、黄豆、绿豆、赤豆、蚕豆等做的食品，还可以加点蜂蜜、糖果等，但不宜过多。如果摄取的热量过多，容易患动脉硬化、高血压、冠心病和糖尿病。

蛋白质

从膳食中摄取的蛋白质，可按每日摄入量每公斤体重 1～1.2 克计算。主要来源于大豆、奶类、禽蛋，以植物性蛋白为主，故大豆是老年人最理想的蛋白食品。

脂肪

应控制脂肪的摄入。一般老年人以每日每公斤体重摄入脂肪不宜超过 1 克，以花生油、大豆油、菜籽油等植物油为宜。

无机盐和微量元素

需要注意对钙、铁、锌、铬等必需微量元素的补充。膳食中注意食用大豆、奶类、脆骨汤等含钙食物，豆腐、菠菜等含铁食物，鱼类、白菜、黄豆、萝卜、茄子、南瓜、马铃薯、玉米等含锌食物。在不影响口味的情况下，要尽量低盐。

维生素

维生素具有调节组织机能和促进健康的功能，正常的代谢，需要有足量的维生素，而视力、饮食、消化、吸收、排泄等都需要维生素的调节。特别要注意补充维生素 C、E、D、A、B$_6$、B$_{12}$ 等。

饭菜宜软烂，温度要适宜

老年人因牙齿磨损、松动或脱落、咀嚼能力降低，各种消化酶分泌减少，消化力较弱，应该选择容易咀嚼、容易消化的食物，尽量避免太坚硬或太韧、太老的食物。蔬菜拣嫩的，肉可以做成肉糜，少用油煎食品及刺激性调味品。不宜进过热、过冷的食品，以 10℃ ~ 15℃ 之间为最宜。

长寿老人膳食的基本特点是：

低动物脂肪，较低热量，以素食为主。食物的烹制应软烂而清淡。有足够的优质蛋白质，以植物蛋白为好。多吃新鲜水果和蔬菜获得充分的维生素，少摄入些粗食物。食糖及食盐不可过多食用，以低盐饮食为好。

不吃"过氧脂肪"

人到了一定的年龄后，有一种叫做"过氧脂肪"的色素沉着在神经细胞里，它能抑制人体组织细胞的新陈代谢，干扰组织器官的生理功能，这是一种促进人体组织过早衰老的有毒物质。它随着人的年龄的增长而增多，与人的年龄成正比，被称为"衰老物质"。

"过氧脂肪"是油脂食物中不饱和脂肪酸被氧化而

成。而不饱和脂肪酸又是人体不能自己合成的必需脂肪酸，它具有促进人体发育，皮肤润泽、光滑，毛发乌黑发亮的作用。所以人们又叫它"美容酸"。凡是含油脂类的食物，如芝麻、花生、核桃、腊肉、葵花子、虾米、食油等，都含有这种不饱和脂肪酸，可是这些食物如果存放的时间过久，又不透气，或长时间的曝晒，都会使不饱和脂肪酸被氧化，产生"过氧脂肪"。另外，油炸食物和炸过食品而存放过久的食油，也都含有"过氧脂肪"。所以，最好少吃和尽量不吃油炸食物或食用油炸过食物而存放过久的油，芝麻、花生、葵花子、肉等存放时间不宜过长，也不应将这些食物放在太阳下长时间曝晒。

骨头汤的益寿功效

人体中最重要的组织之一是骨髓，骨髓是充满骨内腔隙的柔软组织，分红骨髓和黄骨髓。红骨髓由网状组织构成支架，在网眼中含有各种不同发育阶段的血细胞，是造血器官之一。血细胞成熟后即进入血液循环，以补充血液中血细胞的损耗。红骨髓在成人分布于扁骨内和长骨两端。黄骨髓存在于长骨的骨髓中，主要由脂肪细胞所构成，正常时没有造血功能。骨髓是人体造血的"工厂"。无论是红细胞、白细胞都是在骨髓中形成的。但是随着人的年龄增长，骨髓制造红细胞和白细胞的功能也自然衰退。然而，人们可以从体外摄取类黏朊使骨髓生产血细胞的能力加强，从而达到减缓老化的目的。

提取类黏朊最简单的办法是利用动物骨头中的类黏朊。最好是用牛骨头，把骨头砸碎以 1 份骨头加 5 份水的比例，用弱火煮 2 小时，目的是把含有类黏朊和骨胶原的髓液溶解。然后过滤，弃去骨头。过滤后的骨头汤冷却后会在容器底部积一层黏质的东西。食用时，摇动容器，使底部的黏质物混在骨头汤内。这种骨头汤可当佐料，或做菜汤都行。

枸杞子的益寿功效

枸杞子含有丰富的蛋白质、糖，以及甜菜碱、胡萝卜素、维生素 B_1、维生素 B_2、维生素 C、烟酸、亚油酸、氨基酸、甙类、胺类等成分。它具有营养细胞、保护视力、保护肝、肾和心血管系统，降低胆固醇，兴奋大脑神经等作用。常服能延缓衰老，可预防和治疗多种慢性疾病和老年性疾病，防治须发早白，故有"却老圣药"之称。

枸杞子还是一种营养丰富的滋补膳食。用枸杞子清蒸鸡蛋、鸭蛋、猪脑或鸽子，加糖或淡盐食用，对贫血、身体虚弱、神经衰弱等症有良效。用枸杞子清炖牛鞭，既是名菜，又是壮骨益精的良药，可治疗阳痿遗精等症。枸杞子还可作饮料用，患高血压或糖尿病的人，每日用枸杞子 15 克泡开水当茶饮用，有一定疗效；加菊花 6 克同泡，对头昏眼花、迎风流泪、夜盲患者有好的治疗效果；用枸杞子 50 克泡酒喝，能补虚弱，益精气，去冷寒，壮阳道，健腰腿。

清晨喝水有益健康长寿

每天早晨洗脸漱口后空腹喝杯温水可预防疾病的发生，延缓衰老。

饮水疗法预防脑血栓、心肌梗塞等循环系统疾病。因为，在血管中流动的血液有 55% 是由红血球等有形物质组成的，如果体内水分不足，血液浓度增加，正常流速受到干扰，就会堵塞血管，出现血液"凝固"趋势，从而引起循环系统疾病，这种现象发生在早晨起床后的 3 个小时内。因此起床后喝点开水，对老年人尤其重要。

清晨空腹喝杯水，对健康、延年益寿可有以下好处：

1. 利尿作用

清晨空腹饮水 15～30 分钟就有利尿作用，1 小时可达到高峰。

2. 排毒作用

因动物蛋白质在体内经过代谢分解会产生一定的毒性物质，所以早上起床后有必要饮水促进排尿。

3. 可防治高血压、动脉硬化的发生

早上起来喝杯温开水，可以把头天晚餐吃进体内的氯化钠（即食盐）很快排出体外。平时多饮水、爱喝茶水的人，高血压、动脉硬化的发病率就较低。

4. 通便作用

清晨饮水可预防习惯性便秘。

5. 防治泌尿系统结石及泌尿系统感染

早上饮水能马上起到利尿、稀释尿液，使尿酸盐结晶不易沉积。

青稞的保健作用

青稞具有丰富的营养价值和突出的医药保健作用（青稞制品有糌粑、青稞酒等）。在高寒缺氧的青藏高原，为何不乏百岁老人，这与常食青稞，与青稞突出的医疗保健作用是分不开的。藏医典籍《晶珠本草》更把青稞作为一种重要药物，用于治疗多种疾病。

1. β-葡聚糖：青稞是世界上麦类作物中β-葡聚糖含量最高的作物。据检测青稞β-葡聚糖平均含量为6.57%，优良品种青稞25可达8.6%，是小麦平均含量的 50 倍。β - 葡聚糖通过减少肠道黏膜与致癌物质的接触和间接抑制致癌微生物作用来预防结肠癌；通过降血脂和降胆固醇的合成预防心血管病；通过抑制血糖防治糖尿病。具有提高机体防御能力、调节生理节律的作用。

2. 膳食纤维：青稞总疗效纤维含量 16%，其中不可溶性疗效纤维 9.68%，可溶性疗效纤维 6.37%，前者是小麦的 8 倍，后者是小麦的 15 倍；β - 葡聚糖含量 6.57%，仅比燕麦低 0.1 百分点，是小麦的 50 倍。膳食纤维具有清肠通便，清除体内毒素的良好功效，是人体消化系统的清道夫。

3. 稀有营养成分：每 100 克青稞面粉中含硫胺素（维生素 B_1）0.32mg，维生素 B_2 0.21mg，维生素 E 0.25mg。这些物质对促进人体健康发育均有积极的作用。

4. 微量元素：含有多种有益人体健康的无机元素钙、磷、铁、铜、锌和微量元素硒等矿物元素。硒是联合国卫生组织确定的人体必需的微量元素，而且是该组织目前惟一认定的防癌抗癌元素。

吃粗米能够延年益寿

粗米为什么能延年益寿？

粗米胚芽中含有维生素 E。维生素 E 为脂溶性物质，是天然的抗氧化剂，是维持人体细胞膜正常功能的重要组成部分。如果缺乏维生素 E，人体细胞机能就会下降，妇女就会患不孕症，人体也容易出现衰老现象，例如皮肤光泽消失，皱纹增多，产生褐斑等。

粗米胚芽中的维生素 E 含量很多，每日能食一餐粗米即可摄取 E 的必需量的 1/3，如大量地食用粗米和素食，则每日的维生素 E 的供给量即可充足。

粗米中含有大量的不饱和脂肪酸，又含有维生素 E，因此是延年益寿的食品。

蔬菜养生长寿法

白　菜

白菜，特别是我国东北的大白菜，不仅营养丰富，而且具有食疗作用，能防癌和治癌。白菜具有四季常青，营养丰富，菜质脆嫩，清爽适口等特点。有通利肠胃，除胸中烦，解毒醒酒、消食下气、和中、利大小便等功效。

白菜中含有蛋白质、糖类、微量元素、纤维素、维生素等多种营养物质。尤其是维生素 C、纤维素和金属元素钙、硒、钼等含量较高。1kg 鲜白菜中含钙 610mg、硒 14mg、钼 1078mg。

白菜具有如下药理作用：

（1）强健骨骼：白菜中含有丰富的钙，钙能促进骨骼生长，一旦缺少钙，儿童易患佝偻病，出现"O"形腿、鸡胸等畸形；成年人易患软骨病；老年人易发生骨质疏松和骨折。

（2）防癌作用：白菜中含有的维生素 C，可有效地阻止致癌物亚硝胺的合成，也是机体免疫功能不可缺少的物质之一；白菜中含有的硒，可以结合人体中的致癌物，经消化道排出体外，并能明显加强机体抵御癌肿的免疫能力；白菜中含有的钼，可以抑制某些致癌物质诱发癌肿（人体缺少钼，食道癌、肝癌等发病率可能性会相应增大）。白菜中含有大量的纤维素可加快胃肠蠕动，预防便秘，促进排便，缩短废物在肠道内滞留的时间，减少肠道对致癌物质和其他有害物质的吸收，降低肠道发生癌肿的可能性。蔬菜和水果之所以健身，不只是因为它们含有维生素和矿物质，还因为含有许多人们至今仍不熟悉的抗癌物质。

（3）延缓衰老：由于白菜中含有较为丰富的维生素

C 和微量元素硒，能对抗"自由基"对细胞的损伤作用，因此可延缓人体的衰老过程。

洋　葱

洋葱，俗称葱头，为百合科植物，每百克葱头中含蛋白质 18 克，碳水化合物 80 克，钙 40 毫克，铁 18 毫克，维生素 C 8 毫克及少量的胡萝卜素、硫胺素、尼克酸等，洋葱几乎不含脂肪，而在其精油中含有能降低高血脂的含硫化合物。此外，洋葱是目前所知惟一含有对人体健康非常有益的物质－前列腺素的植物。这种前列腺素是一种较强的血管扩张剂，能降低人体周围血管和冠状动脉的阻力，有对抗人体儿茶酚胺等升压物质的作用。

洋葱含有的二烯丙基二硫化物及少量含硫氨基酸则具有抗血管硬化和降低血脂的奇异功能。洋葱对于高血压、动脉硬化、冠心病和血管栓塞有一定的治疗效果。它是具有上述疾患的老人的保健食品。

洋葱中含有的具有特殊香气的植物杀菌素，具有抑菌和防腐的作用。夏秋季节多吃些洋葱，对由痢疾杆菌、大肠杆菌导致的肠道传染病也有防治作用。此外，洋葱中还含辛辣的挥发油，能刺激中老年人功能偏低的消化系统，促进消化液的分泌，有健胃和助消化作用。

　　洋葱因其挥发性大，易产生气体，食用时不宜过量，以防产生胀气和排气。

韭　菜

　　韭菜不仅质嫩味鲜，营养也很丰富。每 500 克韭菜中含蛋白质 10 克以上，脂肪 30 克，碳水化合物 19 克，钙 280 毫克，磷 225 毫克，铁 65 毫克，维生素 C 95 毫克，胡萝卜素为 17.5 毫克（在叶菜中，除金针菜外，含量最高）。韭菜除含有较多的纤维素，能增加胃肠蠕动，对习惯性便秘有益和对预防肠癌有重要意义外，它还含有挥发油及含硫化合物，具有促进食欲、杀菌和降低血脂的作用。因此，对高血压、冠心病病人有益。

　　韭菜是一种传统的中药，韭菜因温补肝肾，助阳固精作用突出，所以在药典上有"起阳草"之名。韭菜籽为激性剂，有固精、助阳、补肾、治带、暖腰膝等作用，适用于阳痿、遗精、多尿等疾患。用韭菜籽研粉，每天早晚各服 15 克，温开水送服，对治疗阳痿有效。用韭菜根、叶煎汁内服，可治盗汗，自汗。

芦　笋

　　芦笋，学名石刁柏，别名"龙须菜"，系百合科天门冬属多年生草本植物，芦笋含有的芦笋甙结晶体含多种营养成份，并含有多种特殊的营养元素，如天门冬酰胺、天门冬氨酸及多种甾体物质。

芦笋对高血压、心脏病、心动过速、疲劳、水肿、膀胱炎、排尿困难等症均有一定疗效。更具有防止癌细胞扩散的功能，对淋巴肉芽肿瘤、膀胱癌、肺癌、皮肤癌以及肾结石等均有特殊疗效。芦笋之所以能治癌，是由于它富含组织蛋白。这是一种使细胞生长正常化的物质。而且芦笋还含有丰富的叶酸，其含量仅次于动物肝脏。癌症病人食用芦笋后，一般 2~4 个星期，病情就开始好转。但芦笋不宜生吃，也不宜存放 1 周以上才吃，而且在整个治癌过程中，必须坚持服用芦笋，不能中断。但芦笋只是对某些癌症有一定疗效。

芦笋还具有其他很多药用功能，因为芦笋中含有0.71%~0.96%的非蛋白含氮物质，其中主要是天冬酰胺。天冬酰胺对人体有许多特殊的生理作用，能利小便，对心脏病、水肿、肾炎、痛风、肾结石等都有一定疗效，并有镇静作用。天冬酰胺及其盐类，还可增进人的体力，使人消除疲劳，可治全身倦怠、食欲不振、蛋白代谢障碍、肝功能障碍、尼古丁中毒、动脉硬化、神经痛、神经炎、低钾症、湿疹、皮炎、视力疲劳、听力减弱及肺结核等病。芦笋中还有对治疗高血压、脑溢血等有效的芦丁、甘露聚糖、胆碱以及精氨酸等。还可以治疗白血病。

大　蒜

　　大蒜，又名胡蒜、独蒜，是一种百合科多年生草本植物。

　　大蒜既能调味，又能促消化和促进食欲。近年来，大蒜的防癌作用已被广泛认识。大蒜中的脂溶性挥发油等有效成份，有激活巨噬细胞的功能，增强免疫力，从而提高机体抵抗力；它还能抑制胃内硝酸盐还原菌的生长，从而减少胃液中因细菌作用而产生的亚硝酸盐。此外，大蒜还含有微量元素硒、锗等多种抗癌物质，所以常吃大蒜可预防胃癌、食道癌的发生。

　　大蒜含有一种辛辣含硫的挥发性植物杀菌素——大蒜素。大蒜素中所含的蛋白质、无机盐、糖类、氨基酸和维生素 B_1、维生素 C 等成分，对人体健康都非常有益。

　　大蒜具有降低胆固醇的作用，其治疗方法简单易行，患者只需每天生吃大蒜 3 克，经过 1 个月，胆固醇含量就会明显降低。大蒜有降压作用，这来自它含有的"配糖体"。大蒜对防治心脏病有特效，因为血脂过高的人常因脂肪堵塞而引起心脏病，而大蒜具有清除脂肪的作用。所以常食大蒜可减少心脏病的发生。大蒜还以促进机体对 B 族维生素的吸收，从而起到保护神经系统和冠状动脉的功能并预防血栓的形成。

大蒜还有一些奇特的功能。在夏秋季节肠道传染病流行或冬春季节呼吸道传染病流行期间，每天生食大蒜 1~2 头，就能起到预防作用。如患伤风感冒、支气管炎、咽喉炎、扁桃体炎等，在口内常含 2~3 瓣生蒜，每天更换 3~4 次，也有疗效。用大蒜浸液灌肠，可驱除钩虫、蛔虫和蛲虫，也可治痢疾、腹泻。将新鲜大蒜去皮捣烂如泥，填塞在龋齿洞里，也可止疼痛。将蒜汁涂于患处，可治足癣。将用大蒜汁液浸湿的干净纱布条塞于阴道内，可治阴道滴虫，一般应用 1~2 次治愈率可达 95%。

大蒜常用服法如下：

（1）大蒜泡酒：主要治血栓与动脉硬化、高血压、皮肤病。制作与服用方法：将大蒜头泡在白酒中，两周后服用。

（2）糖醋大蒜：主要治疗高血压。制作与服用的方法：将大蒜头放在糖醋液（酸甜程度由自己确定）中，浸约 2~3 周即可服用，如感觉太辣，可多浸一些时间。每天早晨空腹吃 1~2 个，连糖醋汁一起喝，连吃半个月为一疗程。

（3）生吃大蒜：饭前用冷开水含嚼，慢慢吞下。初学者嚼一小瓣（或半瓣），慢慢加多。吃完后紧接着进饭。其主要作用是降胆固醇，同时对治疗水泻、痢疾等都有特效，每天吃 3 克生大蒜，四周之后，胆固醇水平显著下降。

但是，食大蒜一次不宜过多，特别是患有胃及十二指肠溃疡的病人及慢性胃炎、肾炎、肝炎病人，不宜食用生蒜。空腹时也不宜生食大蒜，以免使胃受到强烈刺激而引起急性胃炎。

此外，因大蒜含有大蒜素，食用后有难闻的气味，在食用后，吃几颗红枣或花生米，或嚼几片茶叶，口含或喝咖啡，蒜味即可消除。

海　带

海带是生长在海水中的大型褐色藻类植物。药用称为"昆布"。已是餐桌上的健康食品，被誉为"长寿菜"。海带富含碘质，可用来防治甲状腺肿。

在 100 克海带中，蛋白质含量 8.2 克；碳水化合物为 56.29 克，这是大多数水陆蔬菜所不及的；钙、铁含量极为丰富，分别高达 1177 毫克和 150 毫克；含碘量尤为瞩目，达到 240 微克，而一般成年人每日有 150 微克即能满足需要；此外，100 克海带中含有胡萝卜素 0.75

克，维生素 B_1 0.09 毫克，烟酸 1.6 微克，磷 216 毫克，钴 22 微克；海带几乎不含脂肪而含大量纤维素、褐藻胶物质等。

其主要药理作用如下：

（1）调节血液的酸碱度，经常食用海带可有效地调节血液的酸碱度，因为海带是含钙质极为丰富的碱性食物，3～5 克海带中所含的钙相当于 160 克菠菜或 250 克柑桔中所含的钙质。

（2）抗癌作用，癌症患者的血液多为酸性，海带是含钙极为丰富的碱性食物，能降低血液中的酸度，因而有抗癌作用；海带有抗癌作用，还因为它能选择性地滤除锶、镉等致癌物质；也由于海带所含的纤维较难被消化，食后使肠蠕动增加，大便畅通，有助于排泄体内有毒物质。

（3）预防白血病：海带中的褐藻胶能预防白血病。

（4）降血压作用：海带中的褐藻氨酸具有降低血压的作用。

（5）降血脂作用：海带中的淀粉硫酸酯为多糖类物质，具有降低胆固醇的作用，因此能预防动脉硬化。

（6）防治甲状腺肿：由于海带中含碘量甚高，因此能防治甲状腺肿。

（7）益智作用碘被称为智力元素，它是甲状腺素的组成成分，甲状腺素对脑和骨的生长发育有重大影响。老年人因食物成分单调、消化功能减退，也会缺碘。缺碘会加剧智力衰退，因此老年人应当注意补充碘。由于海带含量丰富，所以海带有益智作用。

（8）其他作用：由于海带中含有较为丰富的甘露醇，因此对急性肾功能衰竭、脑水肿、急性青光眼等均有一定的疗效。

瓜果养生长寿法

大　枣

大枣具有补中益气、养血安神、调营卫、生津液、解药毒等功效。久服能轻身延年，是最常用的一种益寿果实。

大枣含有蛋白质、氨基酸，糖类，有机酸，维生素 A、维生素 B_2、维生素 C、维生素 P，微量钙、磷、钾、铁、镁、铝和大量的环磷酸腺苷等。

鲜枣含糖量约为 20% ~ 36%，干枣高达 55% ~ 80%，比制糖原料甜菜、甘蔗的含量还高。100 克鲜枣含蛋白质 10.2 克，100 克酸枣含蛋白质 4.5 克，100 克鲜枣含维生素 C 380 ~ 600 毫克，因而有"活维生素 C 丸"之美称；其维生素 P 的含量比柠檬高十几倍，维生素 P 能健全人体的毛细血管，对高血压和心血管疾病患者亦大有好处。

大枣药理作用如下：

（1）强壮作用：大枣有兴奋和增强肌肉的作用。常食大枣，能明显增强体重和增强体质。

（2）保肝作用：食大枣可明显提高血清总蛋白含量，能起到保护肝脏的作用。

（3）镇静降压作用：大枣中的黄酮类化合物有镇静、催眠和降压作用。

（4）抗癌作用：大枣可抑制癌细胞的增殖。

（5）抗菌作用：大枣对各种细菌有抑制作用。

龙眼（肉）

本品为无患子科植物龙眼的果肉，又名桂圆和益智。龙眼味甘、性温，具有益心脾、补气血、安神之功效，久服有强智聪明，轻身不老的作用。

龙眼肉的营养成分确非一般果品可比。每 100 克果肉中，含糖 65 克，蛋白质 5 克，磷 118 毫克，钙 30 毫克，铁 4.4 毫克，以及丰富的维生素 C 和维生素 B_1、维生素 B_2、维生素 A 和维生素 P，此外还含有酒石酸、腺嘌呤、胆碱和脂肪等。这些对于人体的正常生长，保证神经的传导功能，促进脂肪新陈代谢以及肝脏的健康都很有益处。

龙眼肉的药理作用如下：

（1）抑菌作用：龙眼肉水浸剂对杜盘氏小芽孢癣菌和痢疾杆菌有抑制作用。

（2）抗癌作用：体外试验，对某些癌病抑制率为90%。

龙眼肉甘性温，所以内有痰火者，患有热病者，不宜食用，尤其是孕妇，更不宜进食。

核桃（仁）

核桃又名胡桃，是桃科植物胡桃的种仁。有肥健、润肌、黑须发、抗衰老的作用。

核桃仁含脂肪40%～50%，其中主要为亚油酸、甘油酯，含蛋白质15%左右，碳水化合物10%。此外，尚含有钙、磷、铁、锌、镁、胡萝卜素、维生素 A、维生素 B_1、维生素 B_2、维生素 C、维生素 E 等。

核桃仁的药理作用如下：

（1）降血脂作用：核桃仁可减少胆固醇在肠道中的吸收，促进胆固醇在肝内分解，并随胆汁排出体外，因而使胆固醇减少，具有预防心脏病的作用。一天吃三个核桃，约30克，患心脏病的危险减少约10%。

（2）降血压作用：核桃仁所含黄酮类成分有降血压

作用。

（3）增加白蛋白：常食核桃仁可使血清白蛋白含量增多，体重增加。

（4）抗衰老作用：核桃仁中含锌、镁等元素，具有调节体内新陈代谢，延缓机体的衰老过程等作用，维生素 C 和 E 是抗氧化剂，能对抗"自由基"对细胞的损伤作用，因而也具有抗衰老的作用。

沙棘果

沙棘果中除含有蛋白质、脂肪、碳水化合物外，还有人体必需的多种维生素和无机盐，其中维生素含量丰富，尤以维生素 C 含量最高，几乎居一切果蔬之冠。每 100 克沙棘果中含维生素 C 可高达 800～850 毫克，最高可达 2100 毫克以上；含维生素 E15～220 毫克；维生素 A 原的含量则相当于豆油的 20～30 倍，沙棘果含脂肪约 11%，大部分由不饱和脂肪酸所组成，极易被人体吸收利用，并能降低血液中的胆固醇和甘油三酯，可有效地防治高血压和冠心病。

沙棘果具有很高的食用和药用价值。可活血降压，对心血管系统诸病有显著的治疗作用；也能消喘止咳，可用于治疗慢性支气管炎、咳喘等呼吸系统疾病；还能消食健胃，对消化系统疾病有一定疗效，可用于治疗十二指肠溃疡、胃痛及消化不良等症，并能防治癌症。原果中及药品中含有多种化学成分，具有延缓和防治癌变的作用。用沙棘果做成的沙棘饮料，不但味道独特，芳香可口，老少皆宜，而且有消食健胃、清肺止咳、安神降压、舒筋活血、壮身健体、延年益寿等功效。而沙棘油则具有抗辐射、抗疲劳作用，能增强机体活力，对治疗烧伤和十二指肠球部溃疡等有特效。

松　子

松子仁有很高的营养和药用价值。每 100 克可食部分含蛋白质 16.7 克，脂肪 63.5 克，碳水化合物 9.8 克，钙 78 毫克，磷 230 毫克，铁 6.7 毫克。松子中的脂肪成分主要为亚油酸、亚麻油酸等不饱和脂肪酸，有软化血管和防治动脉粥样硬化的作用。因此，老年人常食用松子，有防止因胆固醇而引起心血管疾病的作用。另外，松子中含磷较为丰富，对人的大脑神经也有益处。

松子作为药用，有去痛生肌、润肺、调理五脏、止躁防咳、滋补壮阳等功效。它对老年慢性支气管炎、支气管哮喘、便秘、风湿性关节炎、神经衰弱和头昏眼花患者，均有一定的辅助治疗作用。用松子仁 15 克，每日早晚各服一次，可用于治疗老年人体虚便秘。用松子仁 10～15 克，当归、桂枝、羌活各 6 克，加黄酒和水等量合煎，每日 1 剂，分 2 次服，可治风湿性关节炎。

动物食品养生长寿法

酸牛奶

酸牛奶由严格消毒的鲜牛奶，接种乳酸杆菌并添加糖，经发酵、凝固、冷冻等工序后制成，对人体健康有以下一些好处。

（1）在适宜的温度下，乳酸杆菌在鲜牛奶中大量生长繁殖，将奶中乳糖分解成乳酸，乳酸可使肠道内中性或碱性环境转变为酸性，从而破坏和抑制了腐败菌在肠道内的生长繁殖，使人体免受或减轻有毒物质的侵害。这是因为肠道内腐败菌在中性或弱碱性环境下能大量活动，不仅使肠道内的蛋白质分解，同时产生一些有毒物质，如吲哚、酚、粪臭质等，这些有毒物质影响着机体健康，特别是导致神经系统过早地衰老。

（2）酸牛奶能促进胃蠕动，刺激胃酸分泌，增强胃肠道的消化能力，增进身体的新陈代谢。

（3）乳酸菌在生长发育过程中，能生成一种抗生素，这种抗生素可抑制和消灭很多病原菌的生长，如结核杆菌等，因此对一些疾病有预防和辅助治疗作用。

（4）由于乳酸可使肠道内有益细菌增加，对腐败菌有抑制作用，因此能防止腐败菌分解蛋白产生的毒物在体内聚积，由此可预防某些癌症的发生。

（5）牛奶经乳酸菌发酵后，游离氨基酸和肽有所增加。游离氨基酸含量约为牛奶的 4 倍，必需氨基酸的含量比牛奶高 4 倍左右。

（6）牛奶经乳酸菌作用后，其中脂肪结构变得更易于人体消化吸收，这对防治老年人骨质疏松症大有裨益。

（7）酸牛奶中维生素 A、维生素 B_1、维生素 B_2、维生素 C 等含量与牛奶差异不大。但叶酸含量却较牛奶增加 1 倍以上，胆碱含量显著增多，这对防止体内脂肪氧化和胆固醇浓度过高有明显效果。

（8）由于老年代谢功能减弱，结肠和直肠萎缩，肠道黏液分泌量减少，因此容易引起便秘。酸牛奶有轻泻作用，故对老年性便秘有防治作用。加之酸牛奶营养丰富，且容易消化吸收，因此是老年人理想的保健食品。

因此酸牛奶能使人健康长寿，长期享用可延年益寿。

牦牛肉

牦牛肉被誉为"牛肉之冠"，属半野生天然绿色食品，有极高营养价值，是其他牛肉无法比拟的。强身健体——牦牛肉中富含氨基酸、丙胺酸、亚油酸和维生素 B_1、B_2，这些营养物质可以促进新陈代谢，增加肌肉力量，修复机体损伤，从而起到强壮身体的作用。增强免疫力——牦牛肉含有足够的锌、谷氨酸盐和维生素 B_6。维生素 B_6 能够促进蛋白质的新陈代谢和合成；锌、谷氨酸盐与维生素 B_6 共同作用，能增强人体的免疫力。牛肉中的氨基酸成分比猪肉更接近人体需要，能提高抗病能力，对生长发育及手术后、病后调养的人特别适宜。防病抗衰老——牛肉中的锌是一种有助于合成蛋白质、能促进肌肉生长的抗氧化剂，对防衰防癌具有积极意义；牛肉中含有的钾对心脑血管系统、泌尿系统有着防病作用；其含有的镁则可以提高胰岛素合成代谢的效率，有助于 2 型糖尿病的辅助治疗。补铁补血——铁是造血所必需的元素，而牦牛肉中富含大量的铁，多食用牦牛肉有助于缺铁性贫血的治疗。

蜂 蜜

蜂蜜是一种甜的黏性的液体，具有滋养补中、润燥、解毒、止痛之功效，蜂乳具有滋补强壮之功效，可用于老年体衰、病后虚弱等，花粉具有滋补强壮、美容，抗衰老等功能，也可用于神经衰弱和贫血等。

蜂蜜中的碳水化合物占总成分的70%~80%，其中又以果糖和葡萄糖为主，占总量的80%~90%，其余的为蔗糖和麦芽糖。此外，还有蛋白质、氨基酸，酶、有机酸、乙酰胆碱，维生素A、B_1、B_6、C、D、K，尼克酸、叶酸，以及铜、铁、锰、镍等微量元素。

蜂蜜的主要药理作用如下：

（1）滋补强壮作用：蜂蜜、蜂乳、花粉可促进生长发育，提高耐缺氧、耐高温、耐疲劳的能力，促进细胞的再生。

（2）增进造血功能：口服或注射蜂王浆均能增进机体的造血功能，使红细胞、血红蛋白和血小板的数量增加。

（3）降血压作用：蜂王浆有扩张冠状动脉，降低血压的作用。

（4）降血脂作用：蜂王浆和蜂胶均有降低血液胆固醇的作用。

（5）兴奋性功能：由于蜂王浆有促进肾上腺皮质激素样作用，因而能兴奋性功能。

（6）抗菌作用：蜂蜜、蜂乳、蜂胶均有抗菌作用。其中蜂胶对金黄色葡萄球菌和黄癣菌等有抑制作用，还能杀死阴道滴虫以及抗流感病毒。

（7）降血糖作用：蜂王浆能降低血糖，它虽然很甜，但不会像糖那样使人发胖。

（8）抗癌作用：蜂王浆对移植性白血病、淋巴癌、乳腺癌和多种腹水癌细胞生长有很强的抑制作用。

（9）抗溃疡作用：蜂蜜和蜂乳都有止痛和抗溃疡作用，可用于治疗溃疡。

（10）再生修复作用：蜂蜜能促进组织再生修复过程，促进创伤组织的愈合。

由于蜂蜜含有多种氨基酸、维生素和生物活性物质，这些物质在高温下遭到不同程度破坏，因此蜂蜜不能煮沸，也不能用开水冲服，合理的食用方法是：用40℃～50℃的温开水冲服，或用温热的牛奶、豆浆冲服。在炎热的夏季，可用冷开水调成冷饮服用。此外，亦可将蜂蜜放进茶里、咖啡里或涂在面包、馒头上服用。

龟　肉

龟肉蛋白质、碘、维生素很丰富，含有少量脂肪，尤其是龟背有裙边部分，富含胶质蛋白，有较好的滋阴效果，因龟肉含蛋白质高、含脂肪低的特点，所以，非常适合老年人滋补之用。

龟肉性温。有止寒嗽、疗血痢、治筋骨痛的功效。凡久病精血亏虚、羸疲乏力、久瘫痿弱、虚劳咳嗽咯血的患者，都可将龟肉作为滋补食品。此外，龟血、龟头、龟板都有药用价值。如龟血和黄酒同服可治妇女闭经，龟头可治脑震荡后遗症和头疼、头晕等。龟板有滋阴清热、补肾健骨、补虚强壮、消肿治痛等功效。常用于治疗肺结核、淋巴结核和骨结核，也可用于治疗慢性肾炎、神经衰弱、慢性肝炎等。龟板胶的滋补效力比龟板好，有止血补血功能，适用于肾亏所致的贫血、子宫出血、虚弱等症。龟板对抗肿瘤有一定效果。用海龟胶与其他药物合用，治疗原发性肝癌和肝肿瘤，可减轻病人症状，使病人增强体质和延长寿命。用龟肉 500 克，小公鸡肉适量，共炖熟食之，可治老人尿多；用龟板烤焦存性，研为细末，每次服 3 克，每日 2 次，2 个月为一疗程，可治骨结核。

燕　窝

燕窝即是与熊掌、鱼翅齐名的山珍海味，高级宴席上的美味佳肴，又是一种驰名中外的高级滋补品。它含有丰富的蛋白质，每百克含量可高达 50 克，还有多种氨基酸、糖类、无机盐和维生素等。

燕窝的补益作用极佳，凡久病体虚、羸瘦乏力、气怯食少者，都可把它用为滋补品。燕窝有壮阳益气、和中开胃、添精补髓、润肺、止久泻、消痰涎等功效。

燕窝，还具有抗衰疗病、摄生自养的功效。用燕窝与银耳、冰糖炖服，可治干咳、盗汗、肺阴虚症；以燕窝与白及慢火炖烂，加冰糖再炖溶，早晚服之，可治疗老年性支气管炎、肺气肿、咯血等。

燕窝在食用前先用清水刷洗一遍，再放入80℃热水中浸泡3小时，使其膨胀松软，然后用镊子将毛绒除净，再放入100℃开水中泡1小时左右，即可取用烹调。

海　参

海参的营养价值极高，每百克水发海参含蛋白质14.9克，脂肪0.9克，碳水化合物0.4克，钙357毫克，磷12毫克，铁24毫克，以及维生素B_1、维生素B_2、尼克酸等。海参含胆固醇极多，为一种典型的高蛋白、低脂肪、高胆固醇食物。加上其肉质细嫩，易于消化，所以，非常适用于老年人、儿童及体质虚弱的人食用。

海参，既是宴席上的佳肴，又是滋补人体的珍品，其药用价值也极高。海参有滋补肝肾、强精壮阳的作用。凡是久病成痨精血损耗，症见眩晕耳鸣、腰酸乏力、梦遗滑精、小便频数的患者，都可将海参作为滋补食疗之品。此外，因海参似海带、海藻等海产品，含有一定量的碘，故还有促使新陈代谢旺盛、血液流畅的作用。因此，对高血压患者极为适宜，并可治疗阳痿、遗精等症。治疗高血压、血管硬化、冠心病：可将海参 30克，加水适量，炖烂，再加入冰糖适量炖一会儿，待冰糖溶化，于早饭前空腹服用。治阳痿、遗精、小便频数：可将海参、狗肉各 30 克，共切片煮汤，加生姜、盐调味后，食参、肉、喝汤。

冬虫夏草

冬虫夏草是一种传统的名贵滋补药材，有调节免疫功能、抗肿瘤、抗疲劳等多种功效。正宗的冬虫夏草从其生长环境来分有两种：高原草甸的草原虫草和高海拔阴山峡谷的高山虫草。生长环境和土质的差异，使它们的色泽和形态方面有些区别。草原虫草为土黄色，虫体肥大，肉质松软。高山虫草为黑褐色，虫体饱满结实。冬虫夏草的吃法：1. 虫草苁蓉炖羊肉，女性食用可滋补养颜，其中特别适用于怕冷的人群。2. 冬虫夏草炖乳鸽，也是女性滋补养颜的药膳，但是与虫草苁蓉炖羊肉不同，是适合怕热、阴虚体质的人。3. 虫草木耳炖乌龟，可以防癌抗肿瘤。

淡　菜

淡菜含有丰富的营养素，干淡菜每百克含蛋白质

59. 1 克，脂肪 7.6 克，碳水化合物 13 克，钙 277 毫克，磷 864 毫克，铁 24.5 毫克，还含有一定量的维生素和微量元素。每公斤淡菜尚含碘 1200 微克，淡菜含有多种人体必需的氨基酸，所含的脂肪主要是不饱和脂肪酸，这些成分对改善人体的血液循环功能有重要作用。淡菜中所含微量元素锰、钴、碘等，对调节机体正常代谢、防治疾病等均有十分重要的意义。

淡菜味咸、性温，具有较强的滋补作用。虚瘦倦怠、食少气短、虚劳吐血、眩晕健忘者，均可将淡菜作为滋补品。将淡菜煮熟，吃肉喝汤，常食可治疗阳痿早泄、肾虚下寒、腹中冷痛、久痢久泻和妇女崩漏等症；将淡菜用黄酒浸泡，再和适量韭菜共同煮食，每日 1 次，有补肾助阳作用，可治疗腰痛，小便余沥不尽、妇女白带及小腹冷痛等症；将淡菜和松花蛋共煮服用，可治疗高血压、动脉硬化。

虾

虾肉具有味道鲜美、营养丰富的特点，每百克鲜虾肉中含水分 77 克，蛋白质 20.6 克，脂肪 0.7 克，钙 35 毫克，磷 150 毫克，铁 0.1 毫克，维生素 A 360 国际单位。还含有维生素 B_1、维生素 B_2、维生素 E、尼克酸等。虾皮的营养价值极高，每百克含蛋白质 39.3 克，钙 2000 毫克，磷 1005 毫克，铁 5.6 毫克，其中钙的含量为各种动植物食品之冠，特别适宜于老年人和儿童食用。

虾类的补益作用和药用价值均较高，有壮阳益肾、补精、通乳之功。凡是久病体虚、气短乏力、饮食不思、面黄羸瘦的人，都可将它作为滋补和疗效食品。常人食虾，也有健身强力效果。具体用法是：治疗阳痿，可将鲜虾 150 克、韭菜 250 克、加油盐一同煮熟食用，或将鲜大虾加糯米、甜酒炖服，每日早晚适量食用；治阳痿、腰痛、乏力，可用虾 50 克，冬虫夏草 15 克，九香虫 15 克，水煎服，日服 1 剂；治脾肾虚诸症，可用虾仁 15～20 克，洗净，豆腐 500 克，切块，再将两味一同放锅中水煮，并加入葱、姜、盐调味，待虾仁熟后，食豆腐、虾仁，饮汤。

虾为发物，凡有疮痿宿疾者或阴虚火旺时，不宜食虾。

藏医药酒

祛风散热

【配方】沉香 10 克、梭子芹 15 克、麝香 3 克、象皮 5 克、天门冬 15 克、海龙 2 个、海马 2 个、鹿茸血 5

克、黄精 15 克、佛手 10 克、紫茉莉 15 克、蒺藜 15 克、天麻 15 克、雪莲花 10 克、秦艽 10 克、高山党参 15 克、冬虫夏草 15 克、藏红花 5 克、瞎鼠骨 15 克。

【功能主治】祛风、散热、除湿、清热，治疗关节炎。

【用法用量】到冬季逢九时服用效果更明显，每日早晚各服一次，每次约 20 毫升，服后可饮热开水一杯。每晚服药后入睡更佳。服药时身体不能受凉，要保持暖和。

【制备方法】将以上药物清洗晾干后，放在透明的大容器中用青稞白酒 3500 毫升浸泡后密封，待药物浸泡之酒色变成黑黄色时可服用。

延寿酒

【配方】黄精 900 克，天冬 700 克，苍术 900 克，松针 1.4 千克，杞子 1.2 千克，酒 5 千克。

【制法】

将各药煎煮 2 小时，滤汁加酒拌匀。空腹饮 20 克。

【功效】补五脏，和六腑，健体除湿。用于肝肾亏虚，精血不足等虚症。

助阳益寿酒

【配方】党参 20 克，熟地 20 克，杞子 20 克，沙苑子 15 克，仙灵脾 15 克，公丁香 15 克，远志肉 10 克，广沉香 6 克，荔枝肉 10 个，白酒 1000 克。

【制法】

（1）将上述药物研碎，置于细纱布袋内，与白酒一起倒入瓦坛中，密封。

（2）3 日后，稍打开口盖，置于文火上煮 30 分钟，取下稍冷后加盖密封。21 天后可饮用。

（3）每日 2 次，每次空腹饮 10~20 克。

【功效】补肾壮阳、益肝养精、健脾和胃、延年益寿。适用于脾肾阳虚而见腰膝无力、遗精早泄、气虚少力、面色少华、头晕眼花、食欲不振及便溏泄泻等症。

【注意事项】阴虚火旺者慎用，服酒期间禁服郁金。

百寿长春酒

【配方】党参、生地、茯苓各 150 克，白术、白芍、当归、神曲各 100 克，川芎 50 克，桂花 500 克，桂圆肉 400 克，冰糖 1.5 千克，白酒 15 千克。

【制法】

将各药制成粗粉，装袋。用酒浸 4~5 日，过滤。

加入冰糖。

【功效】补肝益肾、强筋健骨，延年益寿，补养气血，健脾助运。用于虚劳损伤，偏瘫等症。

十全大补酒

【配方】当归 60 克，白芍 60 克，熟地 60 克，党参 60 克，白术 60 克，川芎 60 克，茯苓 60 克，黄芪 60 克，甘草 30 克，肉桂 30 克，白酒 2000 克。

【制法】

将上述药物研碎成粗末，浸于白酒中，每日晃动 1 次，7 天后可饮用。

【功效】本酒有补血益气、温阳散寒之功。适用于气血两虚而偏于阳虚有寒的各种病症。对于气血不足所引起的食少乏力、头晕心悸、妇女崩漏、疮溃疡而不敛、脓水清稀等症具有很好的疗效。每日饮用 2 次，每次 10 克。

百花如意酬春酒

【配方】沉香、玫瑰花、蔷薇花、梅花、桃花、韭菜花各 30 克，核桃肉 240 克，米酒、烧酒各 2.5 千克。

【制法】

7 味药用绢袋盛，悬于坛中，再入烧酒，封固 1 月后服，随意饮之。

【功效】益肾固精，强阳起痿。治疗肾阳不足，阳痿不举，小便淋漓，男子阳弱不育，女子阴衰不孕，久服效佳。

参芪酒

【配方】党参 20 克，黄芪 20 克，山药 15 克，白茯苓 30 克，扁豆 15 克，白术 15 克，甘草 10 克，大枣 15 个，白酒 1000 克。

【制法】

（1）将上述药物捣碎成粗末，用细纱袋盛装，扎口备用。

（2）将白酒和药袋一起放入瓦坛内，加盖密封。经常摇动，14 天后可饮用。

【用法】每日 2 次，每次 115 克。

【功效】补气、健脾，养血。适用于脾虚不运而引起的气虚乏力、不思饮食、面黄肌瘦、血虚萎黄等症。

【注意事项】外感发热及阴虚内热者忌服。

黄芪酒

【配方】黄芪 20 克，独活 10 克，防风 10 克，炙甘草 10 克，川椒 10 克，制附子 10 克，白术 10 克，牛膝

10 克，川芎 10 克，细辛 5 克，炮干姜 12 克，当归 9 克，桂枝 9 克，葛根 6 克，秦艽 6 克，山茱萸 6 克，生大黄 3 克，白酒 2000 克。

【制法】

将上述药物共研成粗末，浸泡于酒内，7 天后饮用。

【用法】每日 2 次，每次 10 克。

【功效】补气活血，温经散寒、祛风除湿。适用于气血不足，风寒所致的关节病痛、手足麻木、屈伸不利等症。

注意事项　阴虚火旺者忌服。山楂酒：山楂、桂圆肉各 250 克，红枣、红糖各 30 克。碾碎，加米酒 1 千克，浸 10 天后服。每次服 1 小杯，1 日 2 次。治疗肉食积滞，脘腹胀闷。

藏医药浴养生

藏医药浴疗法是将全身或部分肢体浸泡于药物煮泡的水汁中，然后卧热炕发汗，使腠理开泄，祛风散寒、化瘀活络，达到治病目的的一种疗法。13 世纪藏医南北两派和宇妥·云丹贡布等历代藏医名家都著书药浴疗法。沿用至今，经久不衰。

1. 水浴法　水浴法包括天然温泉浴和药浴两种。其中前者最优，治疗外伤于肌肤、内伏于骨髓的散热、毒热及陈旧热和各种疔痈、肢体强直或拘急、背弓腰曲、肌肉干瘦、胃与肾的寒症等都有良好效果。这里主要介绍无温泉浴条件下需要水浴治疗的药浴法。

（1）方剂药物：五味甘露汤：圆柏叶、黄花杜鹃叶各 0.5kg，水柏枝、高山麻黄各 1kg，白叶蒿 0.5kg，另加"森等"（青海俗名野山楂）0.5kg。以上为主药。辅助药方（五根散）：黄精、天冬、迷果芹、喜马拉雅紫茉莉根、蒺藜各 15g，共碾细末，待用。

（2）操作方法：先将五味甘露药，加"森等"用水煮软，加酒曲放入缸中发酵 3～5 天，取出装入沙袋，置入蒸汽反应罐（或铁锅）内，加水 250kg 浸泡半小时后，煮沸 1 小时，将煮好的药液倒入浴盆内，加白酒 0.5kg，麝香 0.5～1g，再取上述的五根散 50g 搅匀，水温 38～42℃。患者每天上午、下午 2 次将全身（或部分肢体）浸泡药液中，每次 20～30 分钟。浴后，卧热炕盖被子发汗淋漓。每疗程 7～14 天，疗程接受后，休息半月或 1 月后再行第二疗程，先后共浸浴 3 个疗程。

2. 蒸法　药物与药浴相同。方法是将五味甘露药等煮于一大锅，上盖一有许多小孔的木板，上铺毛毡毛毯，令患者卧于其上盖被。用蒸汽蒸腾治疗药浴所治各病，特别对瘫痪、偏瘫、强直拘挛等疗效更佳。

药浴注意事项：

（1）药浴要选择适当的时间。饭前、饭后不宜进行药浴治疗，前者容易发生低血糖，使人感到周身无力、头晕、恶心、心慌等，后者易引起消化功能障碍，又增加心脏负担。

（2）酒后不宜立即药浴。饮酒后人的身体微微发热，如果立即进行药浴，灼热的身体遇到冷水的刺激后，会引起肌肉、血管等急剧收缩甚至痉挛；如水温过热，又会加快心跳和血液循环，导致心脑血管病发作；高血压、冠心病、动脉硬化患者，可引起心绞痛、心肌梗死、中风甚至危及生命。

（3）药浴时不要过度搓擦皮肤。因为老年人的皮脂腺有不同程度的萎缩，如果用毛巾用力搓擦，会损伤皮肤的自然保护功能，导致细菌从皮肤的微小破损处侵入体内，引起炎症。

（4）药浴时间不要过长。如果在药液中久泡，皮肤的毛细血管扩张，容易引起大脑暂时性缺血，严重时可以晕倒。患有高血压、动脉硬化的老年人，在热水中久泡，有诱发中风的危险。

（5）使用矿泉浴疗法时，更要事先经医生检查，然后针对不同病情选择矿泉及具体疗法，切不可看成一般的洗澡而草率从事。浴中如果出现头晕、恶心、心慌等现象，应缓慢出浴，静卧片刻。但浴后反应重且持续时间长，是不适合沐浴的表现，应及时停止使用。

（6）空腹、过饱、暴怒、月经期、孕期不宜施行药浴疗法。空腹沐浴，由于沐浴过程中身体消耗很多热量，中老年人糖原储量较青年人少，容易因血糖过低发生低血糖性休克。如果饭后立即洗澡，会因气温升高，热量的刺激，使皮肤血管扩张，消化器官中的血液相对减少。

西藏旅游注意事项

医学家们将海拔 3000 米以上称为高原。因为海拔达到这一高度时，其气候特点（如低氧压、缺氧、高辐射及高寒等）与平原明显不同。人到了这样的环境，体内必须进行一系列的调节，才能适应。因此，初进高原，甚至是常住高原的人从平原重返高原时，必须在多方面严防急性高原病的发生。

患有下列疾病者不宜进入高原　如果从未进过高原，在进入高原之前，一定要进行严格的体格检查，如发现心、肺、脑、肾的病变，严重贫血或高血压病人，请勿盲目进入高原。如果你只患一般疾病，必须先采取必要的预防措施，如随身携带氧气等。

如何预防高原反应　高原上动作要缓，特别是刚到达时候尤其要注意，不要暴饮暴食，但要多喝水。旅程安排不要太紧，留一些时间作身体适应，如果要去户外活动或登山等，则每天的上升速度不要超过 1000 米。准备一些常用药如丹参片、景天红花胶囊、乙酰唑胺、速尿、地塞米松等，最好进藏前三、四天服用，或遵医嘱，进藏后可明显减轻高原反应。这些药价钱便宜，普通药店都有售。带着感冒进藏有危险，因为一旦患有感冒就易并发急性高原反应，进藏后两天内不宜洗澡，以免着凉和消耗体力。

高原天气多变，一天内可以经历四季。要带足保暖的衣服，一层一层地穿，方便适应迅速变化的气温，严防感冒及其引起的并发症。

药品

景天红花胶囊：预防、缓解高原反应，提高缺氧耐受能力，缓解体力疲劳。

红景天及其制剂：藏民族传统的保健食品，有助于增强体质，缓解高原反应，进入高原前七天服用。

丹参滴丸：治疗心血管，缓解高原反应。

百服宁：有助于控制高原反应引起的头痛。

西洋参：有助于缓解疲劳，增强体质，减轻高原反应。

速效救心丸：高原反应急性发作时服用，有助于缓解高原反应。对高原反应适应能力强的人，一般高原反应症状在一到两天内可以消除，适应能力弱的需三到七天。如果适应可以多喝点酥油茶，对缓解高原反应也有一定的作用。

如何避免或减轻高原反应　大部分人初到高原，都有或轻或重的高原反应，一般什么样的人会有高原反应没有规律可循，避免或减轻高原反应的最好办法是保持良好的心态面对它，许多的反应症状都是心理作用或有心理作用而引起的。比如，对高原有恐惧心理，缺乏思想准备和战胜高原决心的人，出现高原反应的机会就多。建议初到高原地区不可急速行走，更不能奔跑，也不能作体力劳动，不可暴饮暴食，以免加重消化器官负担，不要饮酒和吸烟，多食蔬菜和水果等富含维生素的食品，适量饮水，注意保暖，少洗澡以避免受凉感冒和消耗体力。不要一开始就吸氧，尽量自身适应它，否则你可能在高原永远都离不开吸氧了。高原反应的轻重程度因人而异，一般而言，年轻人要好过中老年人和儿童。对于长期生活在低海拔地区（如东部沿海地区）的人而言，初次上高原，海拔两千米以上就会有轻微的高原反应前兆，比如易饿、头痛、失眠等等，此时就要注意尽量不要让自己感冒。当海拔超过三千米时，很多人会出现明显的高原反应，比如喘气、嘴唇发紫等等。长期从事体育锻炼、体质较好的人可以坚持到海拔四千四百米左右。不过为保险起见，初上高原，目的地在海拔三千米以上的，建议事先做好一定的准备工作。如果时间充裕，建议海拔上得不要太急，在海拔三千五百米左右休息一到三天，适应之后再进入更高海拔地区，这样可以大大降低高原反应的强度。